Att se och möta individuella behov

Introduktion till omvårdnad i psykiatrisk vård och omsorg

Sebastian Gabrielsson
Git-Marie Ejneborn Looi

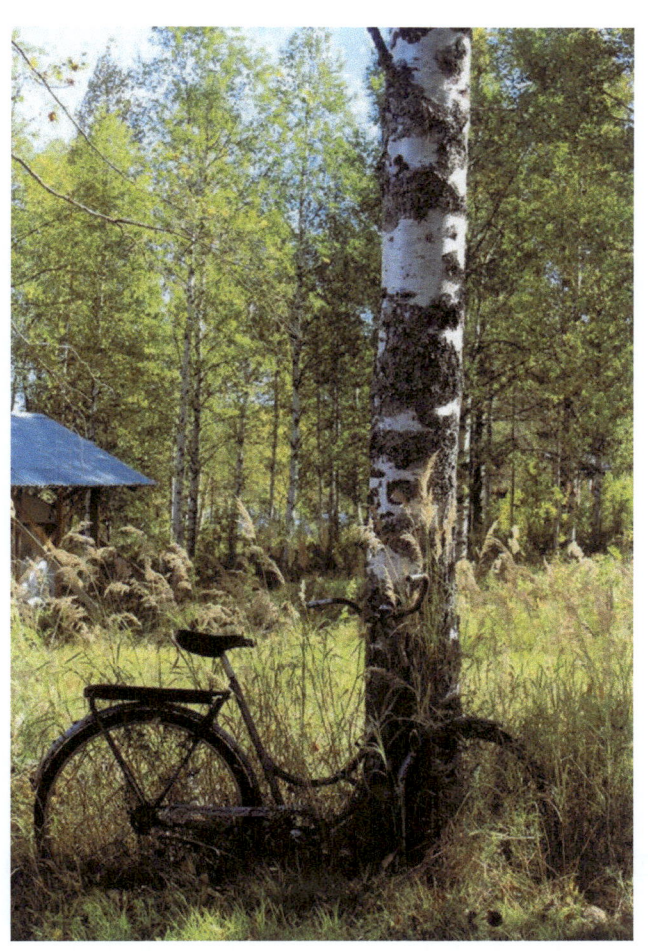

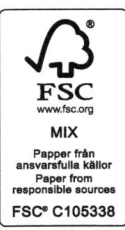

Sebastian Gabrielsson och Git-Marie Ejneborn Looi 2017

Förlag: BoD – Books on Demand, Stockholm, Sverige

Tryck: BoD – Books on Demand, Norderstedt, Tyskland

ISBN: 978-91-7699-512-9

Välkommen!

Den här skriften vänder sig till personal och studenter i psykiatrisk vård och omsorg. Fokus är dels på omvårdnad i psykiatrisk vård och dels på sjuksköterskans roll som ledare och utvecklare av omvårdnadsarbetet, men vi tror att innehållet är relevant för alla som i sitt arbete möter personer med psykisk ohälsa.

Vi väljer att tro att det alltid finns hopp – att det inte finns några hopplösa patienter, ingen hopplös personal och inga hopplösa verksamheter men däremot patienter, personal och verksamheter som tappat hoppet. Boken bygger därför på tre grundantaganden:

- Det finns alltid något att göra för varje enskild patient och brukare.

- All personal vill göra ett bra jobb och känna tillfredställelse med sitt arbete.

- Alla verksamheter kan alltid bli bättre.

Boken består av sex delar. I den första delen vill vi ge en översikt över omvårdnadens betydelse i psykiatrisk vård och föreslår omvårdnadsperspektivet som grund för omvårdnadspersonalens arbete. I de övriga fyra delarna tar vi upp de olika delarna i omvårdnadsperspektivet och argumenterar för varför de är viktiga i omvårdnadsarbetet. I den sjätte delen ger vi exempel på hur sjuksköterskan kan bidra till att omvårdnadsperspektivet tydliggörs och ges plats i psykiatrisk vård. Varje del avslutas med en sammanfattning.

Det finns även fem fall som illustrerar hur individuella behov kan identifieras och mötas i psykiatrisk vård och omsorg. Varje fall består av en fallbeskrivning och en reflektion kring hur vi tänker att dessa kan förstås ur ett omvårdnadsperspektiv. Fallen bygger på verkliga händelser men detaljer har ändrats för att enskilda personer inte ska kunna kännas igen.

Syftet med boken är att uppmuntra till reflektion genom att ge en bild av hur en förståelse av och argumentation för omvårdnadens betydelse och sjuksköterskans roll i psykiatrisk vård kan se ut. Vi utgår från en syn på lärande som förstår kunskap som det som uppstår när människor på ett meningsfullt sätt sammanfogar ny information med sina egna erfarenheter och värderingar och därigenom förändrar sin förståelse av världen.

Vi har valt att skydda innehållet via en så kallad creative commons-licens. Vår tanke är att det ska kunna kopiera och användas för självstudier, i undervisning och kompetensutveckling så länge du uppger källa, inte förändrar innehållet och inte använder det i syfte att tjäna pengar (se licensavtalet för detaljer och/eller kontakta författarna om du vill använda det på något annat sätt).

Den bild som förmedlas i boken är en sammanfogning av författarnas respektive uppfattningar så som de gestaltar sig just nu. Den har sin grund i erfarenheter av arbete i psykiatrisk vård, undervisning på sjuksköterske- och specialistsjuksköterskeprogrammet, utvecklingsarbete, handledning, egna studier på grund-, avancerad och forskarnivå, egen och andras forskning, diskussion och reflektion.

Vi tror inte att vi på något sätt har insett den enda sanningen om vad omvårdnad är eller sjuksköterskans roll bör vara, och vi tror inte heller att några sådana sanningar finns. Tvärtom har vi förstått att varje ny insikt väcker nya frågor att besvara och att det är detta som är drivkraften för såväl personlig och professionell utveckling som för utvecklingen av omvårdnadens teori och praktik. Vår förhoppning är att du när du läst denna bok går vidare med såväl nya insikter som nya frågor.

Merparten av texten har kommit till under perioden juni 2010 – augusti 2011. I och med att materialet gjordes tillgängligt som ett nätbaserat reflektionsunderlag (www.individuellabehov.wordpress.com) genomfördes en större revidering september 2012. När vi nu ger ut detta som en tryckt bok har endast mindre ändringar gjorts. För teoretisk fördjupning, kritik och vidareutveckling av de tankegångar som introduceras i denna bok hänvisar vi till våra respektive avhandlingar från 2015 som finns att ladda ner via nätet.

Ett stort tack till alla som tagit sig tid att läsa och ge feedback på innehåll och utformning av denna bok!

Luleå, 3 mars 2017

Sebastian Gabrielsson och Git-Marie Ejneborn Looi

Innehåll

Kapitel 1. Behovet av omvårdnad

Fokus på omvårdnad innebär fokus på människan, hälsa, hur du är och vad du gör. Ingen av dessa delar är unika för omvårdnaden. Det som gör omvårdnad till omvårdnad är när dessa delar sätts samman. Omvårdnad innebär att identifiera och möta individuella behov i syfte att främja hälsa. Relationen är både en förutsättning och ett medel för detta.

Ett behov

Att arbeta omvårdnadsinriktat i psykiatrisk vård är möjligt, roligt och gör vården bättre. Vi har erfarenhet av arbetsplatser inom psykiatrin där vården har fungerat bra, mindre bra eller rent av inte alls. Vi har erfarenhet av kompetent och engagerad personal som gett upp och anpassat sig till arbetssättet de inte tror på. Vi vet att det finns sjuksköterskor, läkare och skötare som envist kämpar på och levererar vård av hög kvalitet år efter år trots att de saknar stöd eller till och med motarbetas av övrig personal.

Nedan följer ett antal kortfattade beskrivningar av autentiska händelser som vi tagit del av på olika vägar:

- En patient uppträder våldsamt och hotfullt på avdelningen men lugnar ner sig. Fem timmar senare läggs han i bälte för att lära sig att inte vara våldsam och hotfull.

- En deprimerad patient återvänder berusad till avdelningen från en permission. Han blir utskriven eftersom han brutit mot avdelningens regler. När han kommer hem tar han sitt liv.

- En tvångsintagen patient vill gå ut från avdelningen och röka sent på kvällen. Han hotas med utskrivning eftersom det inte är tillåtet att lämna avdelningen efter nio.

- En paranoid patient vägrar ta emot läkemedel och får istället saft med haldoldroppar i. Hon känner att saften smakar konstigt och kastar den mot sjuksköterskan som hon tror försöker förgifta henne.

- En patient lämnar förtvivlad och gråtande jourläkarens rum. Hon känner sig kränkt och förnedrad av läkarens bemötande. Läkaren menar att han inte gjort något fel eftersom han ställt alla de frågor och gjort alla de undersökningar som hennes tillstånd motiverade.

- En patient med diabetes vill ha en smörgås utanför ordinarie fikatid för att undvika blodsockerfall. Han nekas med motiveringen att det är emot avdelningens regler och blir till sist lagd i bälte.

Handlar detta om olycksfall i arbetet? Extremfall? Isolerade handlingar av enskilda individer med dåligt omdöme? Kanske, men det är inte hela förklaringen. Jämför med följande händelser:

- En psykotisk, hotfull och aggressiv man vägrar ta emot läkemedel. En sjuksköterska ger honom ett fotbad. Han tar emot injektionen och somnar.

- En brukare på ett boende tillbringar hela dagarna passiv i sängen. Personalen köper ett akvarium och han börjar arbetsträna.

- En patient med kraftiga ångestattacker skadar sig själv och personal och blir ofta lagd i bälte. En sjuksköterskestudent ger taktil massage, patienten blir lugn och somnar.

- En nyinsjuknad ung kvinna vägrar lämna sitt rum eller prata med personalen. En sjuksköterskestudent lägger pussel med henne. Hon börjar prata med personalen.

- En ung man på en rättspsykiatrisk avdelning isolerar sig och undviker personalen. En student tar med sig en gitarr till avdelningen och börjar spela. Mannen söker kontakt med studenten och isoleringen bryts.

Är även detta extremfall? Enskilda lyckträffar? Ett resultat av att rätt person befunnit sig på rätt plats vid rätt tillfälle? Kanske, men det är inte heller hela förklaringen.

Poängen är att personalen i alla exemplen ovan betraktar situationerna med ett visst perspektiv och agerar utifrån det. Detta gör de trots eller tack vare att ett visst perspektiv uppmuntras eller tillåts av övrig personal som är inblandade. Vår utgångspunkt är att all personal inom psykiatrin vill göra ett bra jobb. De vill göra gott för patienterna och själva känna tillfredställelse med sitt arbete. Hur kommer det sig då att en del personal ägnar sig åt att tvinga, lura och kränka patienter genom tvångsåtgärder, smygmedicinering, paragrafrytteri och dåligt bemötande medan andra ägnar sig åt att stärka, bekräfta och trygga patienter genom att till exempel köpa ett akvarium, ge ett fotbad, bygga en relation eller ge taktil massage? Vi tror att skillnaden består just i en skillnad i perspektiv. För att minimera de negativa extremfallen och göra de positiva extremfallen till det normala krävs ett perspektiv som uppmuntrar personalen att beakta varje patients individuella behov och vidta åtgärder som bidrar till patientens välbefinnande på såväl kort som lång sikt. Ett sådant perspektiv är, menar vi, omvårdnadsperspektivet.

Reflektera
⇒ Får alla patienter samma kvalitet på vården där du arbetar?
⇒ Vad avgör?

En lösning

För några år sedan arbetade vi på en akutpsykiatrisk avdelning med stora problem och stora utmaningar framför sig. Avdelningen hade ett dåligt rykte både som arbetsplats och vårdavdelning. Enskilda patienter kunde få en bra vård tack vare enskild personal, men i stort präglades vården av passivitet, ineffektivitet och inkonsekvens. Det var svårt att rekrytera och behålla sjuksköterskor. Två tredjedelar av tjänsterna var obesatta samtidigt som sjuksköterskor gick arbetslösa. Studenter som gjorde sin praktik på avdelningen var missnöjda och visade litet intresse att söka jobb på avdelningen. Tvångsåtgärder var vanliga och attityden gentemot patienterna var i stor utsträckning auktoritär och uppfostrande. Det saknades en helhetssyn på patienterna och istället dominerade ett ensidigt medicinskt fokus. Omvårdnaden bestod ofta i att "avvakta medicinsk effekt". Till detta kom konflikter inom och mellan personalgrupperna och en förestående utökning av antalet platser på avdelningen.

Två år senare var alla sjukskötersketjänster besatta. Personalen skattade trivsel på arbetsplatsen och med sina arbetsuppgifter högt. Studenterna gav positiva utvärderingar och det var lätt att rekrytera personal. Omvårdnadsåtgärderna hade ökat och tvångsåtgärderna minskat. Personalen upplevde att den positiva feedbacken från patienter och anhöriga ökat. Vad hade hänt?

Under de två åren hade avdelningen ägnat sig åt ett aktivt utvecklingsarbete med fokus på att lyfta fram, tydliggöra och värdera omvårdnadsarbetet. Med andra ord skulle man kunna säga att personalen uppmuntrades att se, tänka och göra omvårdnad. Eftersom vanliga förklaringar till varför den psykiatriska vården ser ut som den gör brukar handla om brist på resurser i form av vårdplatser, kompetens och läkare borde denna positiva utveckling inte ha varit möjlig. Under tiden som utvecklingsarbetet genomfördes utökades antalet platser på avdelningen, men samtidigt som antalet patienter blev fler ökade alltså personalens trivsel och patienter och anhöriga blev mer nöjda med vården. Av utvecklingsarbetet lärde vi oss att ett omvårdnadsperspektiv är till nytta för både personal och patienter, och att det är möjligt att åstadkomma stora förändringar med små medel.

Ge en man en fisk och han har mat för dagen. Lär honom fiska och han har mat för hela livet.

Om du är medveten om och betraktar vården ur ett omvårdnadsperspektiv har du alla förutsättningar att göra god omvårdnad. Om du inte har ett omvårdnadsfokus spelar det ingen roll hur mycket erfarenhet, kunskap eller färdigheter du skaffar dig. Det kommer ändå inte att bli god omvårdnad. Har du ett omvårdnadsperspektiv kan du ständigt värdera, anpassa och omsätta ny kunskap i ett omvårdnadssammanhang. Ett omvårdnadsperspektiv ger dig alltså inte verktygen men hjälper dig att skaffa dig verktyg och att använda dem. Du lär dig att fiska.

Reflektera
⇒ Vilka arbetsuppgifter och vilken kompetens värderas högst på din arbetsplats?
⇒ Vilka arbetsuppgifter finns det alltid tid för och vilka prioriteras oftast bort?

Ett perspektiv

Som omvårdnadspersonal i psykiatrisk vård är det viktigt att du tillägnar dig en uppfattning om vad omvårdnad är. Som vi ser det börjar och slutar omvårdnad alltid hos patienten. Att ha ett omvårdnadsperspektiv i psykiatrisk vård innebär att fokusera på människor, hälsa, hur du är och vad du gör. Det innebär att ha en helhetssyn, att främja hälsa och lindra lidande, att arbeta med relationer och att utifrån detta identifiera behov, sätta upp mål, vidta åtgärder och utvärdera åtgärder. Definitionen av ett omvårdnadsperspektiv hjälper dig inte om du inte fyller den med innehåll. Hur får man ett inifrånperspektiv? Vad innebär en helhetssyn? Vad innebär hälsa? Vad innebär lidande? Vilken sorts relation är det vi pratar om? Vad är lämpliga omvårdnadshandlingar?

För att arbeta med omvårdnad behöver du inte ha tagit ställning till och formulerat några slutgiltiga svar på dessa frågor. Men du behöver vara medveten om vad det är du vill fokusera på, ha en idé om hur de olika delarna hänger ihop och vad poängen är med att arbeta med ett omvårdnadsperspektiv. Genom att utgå från patientens upplevelse av sin situation kan du identifiera patientens behov. Därigenom kan du i samarbete med patienten formulera mål som syftar till att främja hälsa och lindra lidande. Därefter kan du vidta åtgärder som svarar mot patientens behov och därigenom nå målen. Till sist kan du med hjälp av patienten utvärdera om målen faktiskt nåtts och därmed även utvärdera om valet av åtgärder var riktigt och om du identifierat rätt behov.

I omvårdnaden finns det sällan ett enkelt och tydligt samband mellan orsak och verkan. Omvårdnadsåtgärder måste alltid ses i ett sammanhang. Du måste alltid ta hänsyn till vem som utför åtgärden och vem den riktas mot. Du måste ständigt vara beredda att ompröva valet av åtgärd eller anpassa utförandet utifrån hur situationen utvecklas. Hur du är och vad du gör påverkar situationen samtidigt som patientens reaktioner på hur du är och vad du gör påverkar situationen. Vad som är den lämpligaste åtgärden och förhållningssättet växer fram. Det här innebär inte att valet av åtgärd och resultatet av den är godtyckligt eller slumpmässigt. Däremot ställer det krav på en ödmjukhet inför att omvårdnad inte kan utföras utifrån ett färdigt recept. Det ställer även krav på att du ständigt kritiskt reflekterar över vad du gör och varför – även när du är mitt uppe i görandet. Men avsaknaden av ett recept och kravet på ständig reflektion innebär inte att vi inte kan och bör ha mål och syfte med vad vi gör. Det innebär inte att vi inte kan ha principer som grund för omvårdnadsarbetet – att se människan, sträva mot hälsa och kombinera varandet och görandet.

Reflektera
⇒ Hur skulle du förklara vad omvårdnad är?
⇒ Vad avgör vad som är rätt och fel i omvård-
nadsarbetet?

Sammanfattning

Att vara omvårdnadsexpert innebär fokus på människan, hälsa, hur du är och vad som görs i mötet med patienten. Detta omvårdnadsperspektiv hjälper dig att se och möta individuella behov. Sjuksköterskor och annan omvårdnadspersonal tillför ett unikt och betydelsefullt perspektiv till vården. Genom att medvetandegöra omvårdnadsperspektivet kan omvårdnaden och därmed vården bli bättre. Du bör reflektera över och kunna formulera hur du ser på omvårdnad.

Fall 1. Fotbadet

Fallbeskrivning

En man i femtioårsåldern kommer in till en psykiatrisk akutmottagning med polis. Polisen plockade upp mannen efter att ha hittat honom vandrande barfota längs E4:an. På mottagningen arbetar en manlig sjuksköterska. Sjuksköterskan får en ordination av jourläkaren på tvångsinjektion Stesolid och Cisordinol. När sjuksköterskan går in till patienten är han iförd handfängsel och hålls i ett stadigt grepp av två poliser. Mannen är mycket upprörd och kräver att bli frisläppt eftersom han har ett viktigt uppdrag att utföra. Han försöker ta sig loss och hotar poliserna. Sjuksköterskan ber poliserna avlägsna handfängslet och lämna rummet. Han tittar på mannens fötter och konstaterar att de är i behov av rengöring.

Ur ett skåp tar sjuksköterskan fram en balja som han fyller med fingervarmt vatten. Han ställer baljan framför en stol och ber mannen sätta sig med fötterna i vattnet. Efter ett tag tvättar sjuksköterskan omsorgsfullt mannens fötter, torkar dem med en handduk och ställer undan baljan. Efter att de pratat ett tag frågar han mannen om det går bra att han ger injektionen nu. Mannen säger ja varpå sjuksköterskan går ut och drar upp injektionen och går tillbaka till patienten. Han ber mannen att lägga sig på en säng och ger honom injektionen. Sjuksköterskan sitter kvar i rummet bredvid patienten medan denne somnar.

Reflektera
⇒   Hur tror du patienten kände sig vid ankomsten till mottagningen?
⇒   Vilka behov identifierade sjuksköterskan?
⇒   Vilka omvårdnadsåtgärder vidtog sjuksköterskan?
⇒   Vilka var målen för omvårdnadsinsatsen?
⇒   Hur kunde sjuksköterskan utvärdera omvårdnadsinsatsen?

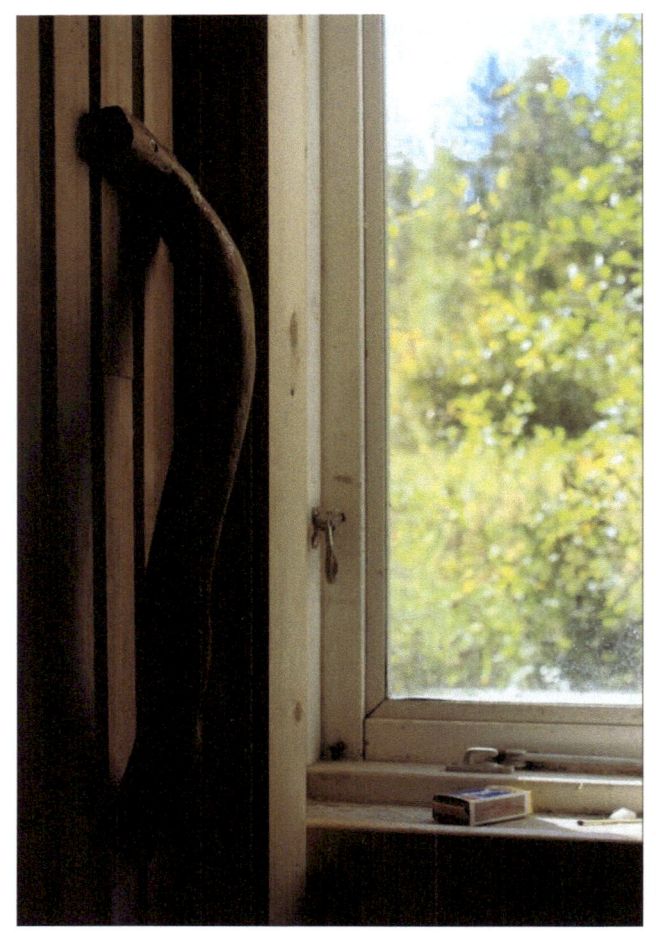

Reflektion

Den medicinska bedömningen var att mannen var psykotisk och uppvarvad och i behov av ångestdämpande och antipsykotisk medicinering. Eftersom mannen motsatte sig vård och i övrigt uppfyllde kriterierna för tvångsvård ordinerades tvångsinjektion. Sjuksköterskan bedömde att mannen kände sig kränkt och otrygg och inte litade på att personalen ville honom väl. En tvångsinjektion hade inneburit en ytterligare kränkning, ytterligare otrygghet och minskad tillit. Sjuksköterskan valde att fokusera på och prioritera mannens abstrakta behov. Genom att välja en åtgärd (fotbad) som svarade mot ett reellt konkret behov (rena fötter) visade han mannen att han respekterade honom (du är värd att ha rena fötter, du är värd min tid och min beröring) och att han ville honom väl. Det kan tänkas att det varma vattnet och beröringen tillsammans med sjuksköterskans lugna uppträdande fick mannen att känna sig trygg. När mannen väl kände sig trygg och litade på sjuksköterskans goda vilja kunde han med bibehållen värdighet gå med på att ta emot injektionen och lugnt lägga sig att sova.

Behov	Mål	Åtgärd	Utvärdering
Trygghet	Känna trygghet	Fotbad	Tar emot läkemedel
Tillit	Känna ökad tillit till personalen		
Respekt			Somnar
	Bibehållen värdighet		

Kapitel 2. Fokus på människan

Ett omvårdnadsperspektiv innebär att du fokuserar på att förstå hur de människor du möter upplever sin situation. Detta hjälper dig att identifiera individuella behov.

När du möter personer med psykisk ohälsa inom psykiatrisk vård gör du det i egenskap av personal. Den du möter är där i egenskap av patient. Ofta en patient som har en eller flera sjukdomar och diagnoser, uppvisar olika symtom och är föremål för olika behandlingsinsatser. Men denna person är och förblir, liksom du, samtidigt en människa, och ur ett omvårdnadsperspektiv är det detta som är intressant. Ur ett omvårdnadsperspektiv är vi i första hand intresserade av hur människan vi möter upplever att vara patient, hanterar sjukdom, reagerar på att få en diagnos eller påverkas av olika behandlingar. Utgångspunkten för omvårdnadsarbetet är alltså patientens egen upplevelse av sin situation.

Att tillämpa ett omvårdnadsperspektiv innebär att sträva efter ett inifrånperspektiv och en helhetssyn för att därigenom identifiera individuella behov. Två personer som tittar på något ser inte nödvändigtvis samma sak. Hur vi uppfattar något beror bland annat på vad vi väljer att fokusera på hos det vi betraktar. Att två personer som betraktar samma sak tycker sig se olika saker betyder inte att den ene har rätt och den andre har fel. Det troliga är att de bägge personernas bilder kompletterar varandra. Utifrånperspektivet kompletteras med ett inifrånperspektiv. Det betyder inte heller att den enes uppfattning är viktigare än den andres. Vilken information som är viktigast beror på vad man ska använda den till. En läkare som anlägger ett biomedicinskt perspektiv kommer att iaktta vissa saker i mötet med en patient. En sjuksköterska som anlägger ett omvårdnadsperspektiv kommer att iaktta andra. Läkaren är i behov av viss sorts information för att kunna ställa korrekt diagnos och inleda behandling. Sjuksköterskan är i behov av en annan sorts information för att kunna identifiera behov och vidta åtgärder. Att betrakta patienten ur endast ett omvårdnadsperspektiv kommer inte att hjälpa läkaren i diagnostik och behandling, och att betrakta patienten ur ett strikt biomedicinskt perspektiv kommer inte att hjälpa sjuksköterskan i att se behov och välja lämpliga åtgärder. Däremot har läkaren nytta av att komplettera sitt biomedicinska perspektiv med ett omvårdnadsperspektiv, och sjuksköterskan har nytta av att komplettera sitt omvårdnadsperspektiv med ett biomedicinskt perspektiv. Det är ju trots allt en och samma patient de tittar på.

Reflektera

⇒ Vilken typ av information rapporteras och dokumenteras på din arbetsplats?

Förstå patienten

Om jag vill föra en människa mot ett bestämt mål måste jag först finna honom där han är och börja just där. Den som inte kan det lurar sig själv när hon tror att hon kan hjälpa andra. För att hjälpa någon måste jag visserligen förstå mer än vad han gör, men först och främst förstå det han förstår. Om jag inte kan det, så hjälper det inte att jag kan och vet mycket mer. Vill jag ändå visa hur mycket jag kan, så beror det på att jag är fåfäng och högmodig och egentligen vill bli beundrad av den andre istället för att hjälpa honom.

Sören Kierkegaard

För att kunna bedöma vad patienten behöver är det absolut nödvändigt att först försöka förstå hur patienten upplever sin situation. Ett inifrånperspektiv är en förutsättning för att kunna identifiera behov, sätta upp relevanta mål och vidta lämpliga åtgärder.

Omvårdnad börjar i patientens upplevelse av sin situation. Om du inte bryr dig om vad patienten tänker, känner, tycker och upplever kan du nog skippa det här med omvårdnadsperspektiv över huvud taget och bör allvarligt överväga ett annat yrkesval. Om du inte har någon som helst uppfattning om vad som ligger bakom patientens beteende har du inte heller möjlighet att bedöma vad patienten har för behov och mål, avgöra vilka åtgärder som kan hjälpa patienten och utvärdera om de faktiskt gjorde det. Däremot går det alldeles utmärkt att observera patientens beteende, sätta upp mål, vidta åtgärder som korrigerar beteendet och utvärdera om dessa hade önskvärd effekt – för personalen. Om till exempel en patient går och skriker i korridoren och slår i väggarna kan vi nöja oss med att slå fast att detta är störande för såväl personal som medpatienter, möjligen förklara beteendet utifrån patientens mani och sedan vidta lämpliga åtgärder i form av bältesläggning och medicinering för att förhindra beteendet. I och med att beteendet då upphör kan vi nöjt luta oss tillbaka och konstatera att det nu

19

minsann blev mycket lugnare på avdelningen. Så kan man göra och så gör många. Om vi istället haft möjlighet att betrakta denna situation ur ett inifrånperspektiv skulle vi förstått att beteendet berodde på att patienten upplevde sig kränkt och misstrodd då ingen tog neuroleptikabiverkningarna i form av myrkryp i benen på allvar. Vi skulle också förstått att han upplevde bältesläggningen och de ytterligare neuroleptikainjektionerna som en kränkande bestraffning som slutgiltigt fick honom att bestämma sig för att aldrig mer ta ett endaste piller frivilligt. Att tillämpa ett personalperspektiv istället för ett patientperspektiv innebär att vi riskerar att skada patienten och att vi lurar oss själva att tro att vi är effektiva. Om personalen i exemplet försökt förstå patientens upplevelse och utifrån denna förståelse handlat på ett annat sätt (till exempel genom att prata med patienten) hade det hela kanske slutat med att patienten känt sig sedd och respekterad med en ökad tillit till personalen och den farmakologiska behandlingen.

Vi tror inte att det fullt ut går att förstå vad en annan människa upplever, men det innebär inte att du inte ska försöka. Ett inifrånperspektiv kräver öppenhet, lyhördhet, fantasi, kreativitet, inlevelseförmåga och empati. Det kräver också att du är medveten om att du liksom alla människor har fördomar. Ett inifrånperspektiv innebär en medvetenhet om att två människor inte nödvändigtvis tänker och känner likadant bara för att de har samma diagnos, samma symtom, får samma behandling eller uppvisar samma beteende. Schizofreni kan ge bestående funktionsnedsättningar och innebära många skov men fullständig återhämtning är också möjlig, ECT kan ge närmast mirakulösa resultat vid djup depression men kan också ge bestående minnesstörningar. Aggressivitet kan bero på bristande impulskontroll men också på rädsla och otrygghet. Kunskap om sjukdomstillstånd, neuropsykiatri och behandling kan vara värdefulla för att förstå en patients svårigheter. Kunskap om hur det kan vara att leva med olika sjukdomstillstånd kan vara värdefulla för att förstå en patients upplevelser. Men sådan kunskap kan aldrig säga vad den människa du för stunden har framför dig faktiskt har för svårigheter och resurser eller vad den upplever. För det krävs att du sätter dig in i just den människans situation och upplevelser genom att observera, lyssna och interagera med just den människan.

Patientens upplevelse är alltid sann. Patienten är expert på sig själv. Att en människas verklighetsuppfattning är förvrängd på grund av psykisk sjukdom betyder inte att människans känslor och tankar saknar värde. Att en människa reagerar på ett som det verkar ologiskt eller irrationellt sätt betyder inte att den människan reagerar fel. En patient som tror sig vara förföljd och hotad till livet har all anledning att känna sig rädd. För att du ska kunna hjälpa patienten underlättar det om du förstår att patienten är rädd och tar den känslan på allvar. Om du bortser från patientens rädsla med motiveringen att det ju egentligen inte finns något att vara rädd för kan du inte hjälpa patienten eftersom du inte kan förstå vilka behov patienten har.

En del människor har inte förmåga att själva förmedla hur de upplever situationen. Ibland möter du patienter som inte kan sätta ord på sina upplevelser, inte kan prata eller göra sig förstådda eller där det av någon anledning inte är möjligt att etablera den kontakt och den tillit som krävs för att få insyn i patientens värld. I de lägena blir generell kunskap och förståelse för vad olika situationer kan innebära extra viktig för att kunna formulera en kvalificerad gissning om vad den aktuella situationen innebär för patienten du har framför dig. Att du samlar på dig kunskap och erfarenhet om vad det kan innebära att vara djupt deprimerad, förvirrad, mutistisk, eller psykotisk genom att ta del av berättelser från människor som upplevt sådana tillstånd ökar din möjlighet att träffa rätt i dina gissningar. En annan möjlighet att få en bättre förståelse för en människa som är svår att nå är att lyssna till närståendes beskrivningar och uppfattningar.

Reflektera
⇒ Tror du att skönlitteratur och film kan vara en hjälp i omvårdnadsarbetet?
⇒ Kan du komma på åtgärder som på din arbetsplats i första hand används för att ändra patienters beteenden?

Se hela människan

Att se människan kräver förutom ett inifrånperspektiv även en helhetssyn. Vi menar att ett omvårdnadsperspektiv kräver en helhetssyn som kombinerar ett inifrånperspektiv och ett utifrånperspektiv. På samma sätt som en patient inte kan vara ett sår eller en blindtarm kan en patient inte vara en psykisk sjukdom. Sjukdomstecken och diagnoser är viktiga men måste alltid stå i relation till patientens unika upplevelse. En människa är alltid mer än sin diagnos, mer än sina symtom och mer än patient. Patienten är en människa. Alla människor har resurser och begränsningar. Människan är tänkande och kännande, kulturell, andlig, sexuell och social. Människan har en tro eller avsaknad av en tro, har familj och vänner eller saknar familj och vänner, har drömmar och förhoppningar eller saknar drömmar och förhoppningar. Människan är både kropp och själ, soma och psyke, och varje patient med psykisk ohälsa har också en kropp som kan vara frisk eller sjuk. Omvårdnad sker här och nu, men varje patient som blir inlagd på en vårdavdelning har ett förflutet och en framtid som sträcker sig långt utanför avdelningens dörrar. Vare sig du vill det eller inte är det hela människor du träffar, inte hjärnor. Däremot kan du välja om du vill se hela människan eller bara hjärnan i skepnad av diagnoser och symtom. En kirurg kanske kan betrakta en människa som ett sår och få till ett bra resultat vid en blindtarmsoperation. Men som omvårdnadspersonal i psykiatrisk vård måste du försöka se hela människan om du vill lyckas i omvårdnadsarbetet.

Att ha en helhetssyn är mer än att vara "spindeln i nätet". Att sjuksköterskan ofta är den som samordnar olika insatser har ingenting i sig med helhetssynen att göra. Det kan lika gärna innebära att sjuksköterskan har så fullt upp med att se till att alla andra gör sitt jobb att hon inte gör sitt eget. Däremot kan helhetssynen innebära att sjuksköterskan identifierar behov hos patienten som hon inte själv har kompetens att tillgodose och att hon av den anledningen måste ta kontakt med till exempel sjukgymnaster och kuratorer och samordna deras insatser. Det är aldrig patienten som är fel. Om man studerar sjukvårdens organisation är det lätt att få för sig att människan består av separata delar som inte hänger ihop. Det tror vi beror på att vården oftast är uppbyggd efter sina egna behov och inte efter patienternas. Om du arbetar i psykiatrin är det förstås inte så konstigt att du i första hand är intresserad av patienternas psykiska mående, men att det står psykiatri på entrén och på din namnbricka betyder inte att de människor du möter kan reduceras till psykiatripatienter. Helhetssynen gör det möjligt för dig att se inte bara patientens behov, utan även att se dina och andras åtgärder i ett sammanhang.

Reflektera
⇒ Hur omnämns patienter/brukare på din arbetsplats?
⇒ Skulle du säga ifrån om en kollega kallade en patient/brukare något nedsättande när patienten/brukaren inte hörde? Varför/varför inte?

Identifiera individuella behov

En helhetssyn är en förutsättning för att kunna identifiera individuella behov. Omvårdnadsarbetets utgångspunkt är patientens individuella behov. Detta låter kanske inte så konstigt, och vem skriver inte under på att vården ska vara patientfokuserad, sätta patienten i centrum och så vidare? Problemen uppstår när vi börjar bena i vad det egentligen betyder att utgå från patientens individuella behov.

Till att börja med tror vi att det är viktigt att se behov istället för problem. Som sjuksköterskor är vi ofta ovana att se och tänka utifrån behov. Istället ser vi problem som ska åtgärdas. En nackdel med att tänka problem i omvårdnadsarbete är att detta oftast, medvetet eller omedvetet, leder in oss i ett personalperspektiv istället för ett patientperspektiv, ett utifrånperspektiv istället för ett inifrånperspektiv.

Det är även viktigt att skilja mellan behov och åtgärder. Till exempel skulle vi kunna se att en patient inte sköter sin hygien och utifrån det konstatera att patienten skulle behöva duscha och därför bestämma oss för att uppmana patienten att duscha. Om vi inte tänker längre än så blir behovet i det här fallet Behov av att duscha och åtgärden blir Uppmana patienten att duscha. Problemet här är att vi egentligen inte ser patientens behov utan istället tänker utifrån problem – och problemet är Hur ska vi få patienten att duscha? Om vi istället hade börjat med inifrånperspektivet hade det blivit naturligt att ställa frågan Varför duschar inte patienten? Genom att samtala med patienten, observera patienten och koppla ihop detta med våra kunskaper i psykiatri hade vi kanske kunnat konstatera att patienten är rädd för att duscha (kopplat till paranoida vanföreställningar om giftgas i duschen), inte tycker sig förtjäna att duscha (kopplat till depressiva symtom) eller inte har förmåga att duscha (kopplat till kognitiva funktionsnedsättningar). Genom att starta i patientens upplevelse av sin situation och ställa frågan "Varför?" öppnar sig alltså möjligheten att se helt andra behov utöver det uppenbara behovet av en dusch – i det här exemplet behoven trygghet, självkänsla eller stöd.

Du bör också skilja mellan olika sorters behov. En del kan iakttas och definieras ur ett utifrånperspektiv medan andra kräver ett inifrånperspektiv, och ofta hänger olika sorters behov ihop med varandra. En del behov är rätt uppenbara och lätta att identifiera. Ett sår behöver läggas om, någon som är dehydrerad behöver vätska, en deprimerad människa som vill ta livet av sig behöver hindras att skada sig själv. Ofta är dessa behov konkreta och synliga för blotta ögat. Det är oftast lättare att fokusera på de konkreta behoven. De konkreta behoven är ofta lätta att koppla till en åtgärd och ett mål. Såret läggs om och läker. Den dehydrerade patienten får vätska och är inte längre uttorkad. Den självmordsbenägna patienten övervakas och hindras att ta sitt liv och överlever. Om det uppstår några oklarheter finns det ofta en tydlig manual eller riktlinje att falla tillbaka på. Som sjuksköterska känner du dig trygg med att du gör rätt. Andra behov är mer svårgripbara och svårdefinierade. Det handlar om inre processer, känslor och subjektiva upplevelser. En människa kan vara i behov av trygghet, hopp, bekräftelse, självkänsla. Det är inte möjligt att objektivt fastslå att behovet finns eller att vi har tolkat det rätt. Den enda som sitter med facit är patienten själv. Dessa behov är mer abstrakta och kräver fantasi, kreativitet, inlevelseförmåga och empati. De kräver förmåga att kommunicera med och få patienten att öppna sig och dela med sig av sina upplevelser. Det finns ofta inget givet svar på vad som är rätt åtgärd att vidta.

Reflektera

⇒ Hur reagerar du om en patients/brukares behov känns övermäktiga?

⇒ Är att prata med patienter/brukare en åtgärd som prioriteras och värdesätts på din arbetsplats?

Sammanfattning

Ett omvårdnadsperspektiv innebär att försöka förstå hur människor upplever att leva med sjukdom. Det innebär även att se resurser. Som omvårdnadspersonal kan du genom en helhetssyn identifiera patienters individuella behov. Att tänka behov istället för problem underlättar ett inifrånperspektiv. Patientens behov är inte samma som personalens behov. Patientens behov kan vara abstrakta eller konkreta och som sjuksköterska måste du vara uppmärksam på bägge.

Fall 2. Akvariet

Fallbeskrivning

På ett kommunalt stödboende bodde en ung man med diagnosen schizofreni. Han hade bland annat svårigheter att komma upp på morgonen och blev ofta liggande i sängen hela dagen. Han var mycket intresserad av akvariefiskar och frågade en dag personalen om det var möjligt att jobba på en akvarieaffär.

Personalen köpte in ett akvarium till boendet med förhoppningen att mannen då skulle bli mer motiverad att ta sig ur sängen på morgonen. Ett schema gjordes upp där det ingick att mannen skulle kliva upp på morgonen och mata fiskarna, och att han vissa dagar skulle rengöra akvariet. Till personalens besvikelse skedde ingen som helst förändring i mannens morgonrutiner. Han matade inte fiskarna på morgonen, och trots att akvariet blev smutsigare och smutsigare tog han inte ansvar och rengjorde akvariet.

Personalen tolkade mannens beteende som att han var otacksam och lat. När de till sist konfronterade honom och frågade varför han inte skötte akvariet som överenskommet svarade han: "Det är klart jag vill ta hand om fiskarna, det är ju det bästa jag vet. Men jag kommer mig liksom inte för att komma igång."

Ett nytt schema skrevs där det ingick att personalen skulle vara med som stöd i skötseln av akvariet. Efter det skötte mannen akvariet exemplariskt, och kunde efter ett tag börja arbetsträna på en akvarieaffär.

Reflektera

⇒ Vad tror du att mannen kände när han misslyckades respektive lyckades med att sköta akvariet?

⇒ Vilka behov identifierade personalen?

⇒ Vilka omvårdnadsåtgärder vidtog personalen?

⇒ Vilka var målen för omvårdnadsinsatsen?

⇒ Hur kunde personalen utvärdera omvårdnadsinsatsen?

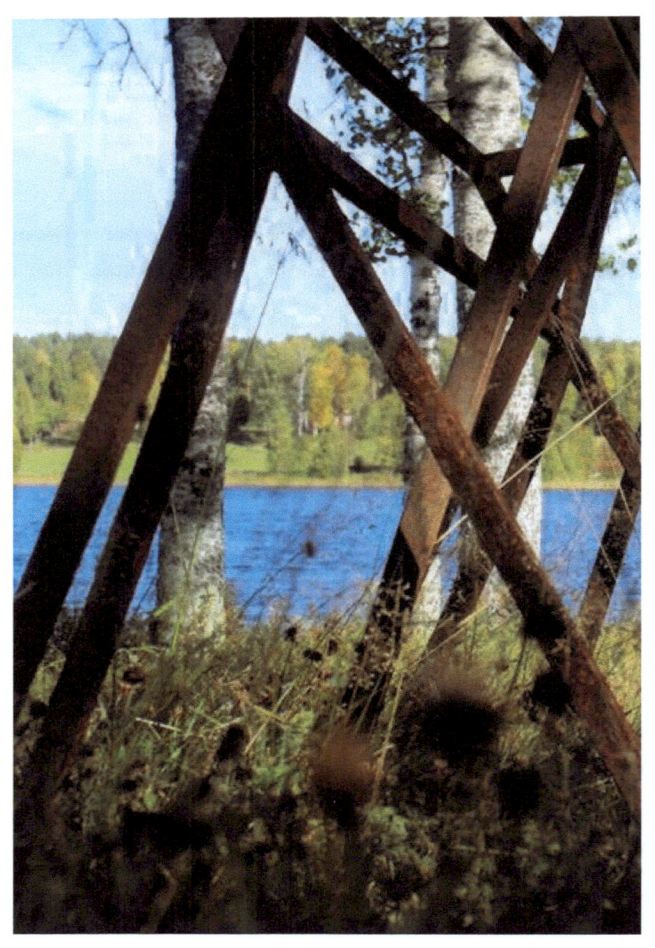

Reflektion

Utifrån mannens beteende bedömde personalen först att han saknade motivation att kliva upp på morgonen. När mannen trots motivation i form av ett akvarium inte klev upp tolkades detta som lathet. Efter att ha tagit del av mannens egen upplevelse av situationen kunde de se att det huvudsakliga behovet var hjälp att hantera en bristande initiativförmåga. Akvariet och arbetsträningen i affären var ett sätt att tillvarata mannens resurser som skapade ökad motivation. I kombination med stöd från personalen att komma igång blev det lättare för mannen att komma upp på morgnarna och ägna sig åt det han var intresserad av. Han blev gradvis mer självständig och kunde fylla dagarna med ett meningsfullt innehåll. Att motivera någon som redan är motiverad men saknar förmåga är en grym åtgärd.

Behov	Mål	Åtgärd	Utvärdering
Ökad självständighet	Känna sig självständig	Akvarium	Kommer upp på morgonen
Initiativförmåga	Kan utföra planerade aktiviteter		Sköter akvariet
			Arbetstränar

Kapitel 3. Fokus på hälsa

Ett omvårdnadsperspektiv innebär att du fokuserar på patientens egen upplevelse av hälsa. Detta hjälper dig att formulera mål för omvårdnadsarbetet.

För att omvårdnad ska vara meningsfullt krävs ett syfte och ett mål. Genom att utgå från ett inifrånperspektiv, tillämpa en helhetssyn och därigenom identifiera individuella behov kan du få en uppfattning om inom vilka områden patienten kan behöva stöd och hjälp, men det krävs någonting mer för att fokusera arbetet. Att i största allmänhet gå runt och förstå människors upplevelser, tillämpa ett helhetsperspektiv och identifiera individuella behov är knappast till glädje för någon.

Det övergripande syftet med omvårdnad är att främja hälsa och lindra lidande. Två personer som tittar på samma sak kan förstå det de ser på olika sätt. Låt säga att en patient får fylla i ett formulär som skattar depressionssymtom. En läkare med ett strikt biomedicinskt perspektiv som tar del av resultatet ser i första hand rubbningar i hjärnas signalsubstanser som behöver korrigeras med hjälp av läkemedel. En sjuksköterska med ett omvårdnadsperspektiv som tar del av exakt samma resultat ser upplevelser av värdelöshet och hopplöshet hos en människa i behov av stöd. Valet av perspektiv påverkar alltså inte bara vad vi ser utan även hur vi förstår det vi ser. Ur ett omvårdnadsperspektiv tolkar vi den information vi får i förhållande till begreppen hälsa och lidande. Detta innebär, att även om vi tar del av samma information som läkaren kan vi som omvårdnadspersonal välja att förstå den ur ett omvårdnadsperspektiv. Kunskap om en patients diagnos och behandling är ur ett omvårdnadsperspektiv i första hand intressanta utifrån hur de påverkar patientens upplevelse av hälsa och lidande.

Främja hälsa

Huvudsaken är inte hur man har det utan hur man tar det

Hälsa kan definieras på olika sätt. Hälsa hänger ihop med begrepp som välbefinnande och livskvalitet. Vissa menar att hälsa är detsamma som frånvaro av sjukdom, medan andra menar att hälsa är att likna vid ett närmast extatiskt tillstånd av total lycka. Det vi tänker är centralt för ett omvårdnadsperspektiv i psykiatrisk vård är att det är patientens egen upplevelse av sin situation som är viktig. På så sätt behåller du fokus på den individuella patienten och riskerar inte att flytta fokus till symtom och behandling. Återigen, symtom och behandling är inte oviktiga, men ur ett omvårdnadsperspektiv är vi framförallt intresserade av hur dessa påverkar patientens egen upplevelse av hälsa. Med det här synsättet är hälsa alltså olika för olika människor. Självklart påverkas dessa om man drabbas av psykisk sjukdom – men omvårdnadsutmaningen består just i att möta dessa behov trots sjukdomen och dess konsekvenser. Ett omvårdnadsperspektiv innebär att fokusera på patientens egen upplevelse av välbefinnande.

Arbeta förebyggande

Allt för ofta kan omvårdnadsarbete liknas vid en hinderbana där patienterna utan förvarning dyker upp på vår väg mot nästa rond, nästa rapport eller nästa medicinrunda. Arbetet består i att reagera på de situationer vi ställs inför – patienten vill prata, patienten vill skriva ut sig, patienten har skurit sig, patienten vill träffa läkare, patienten har ångest. Om du hela tiden möts av behov som du inte förutsett och som du saknar beredskap för är det sannolikt att du inte arbetar förebyggande. Att arbeta hälsofrämjande innebär att arbeta förebyggande – att vara proaktiv istället för reaktiv. Genom att identifiera individuella behov i relation till hälsa kan du inte bara förbereda dig för dessa situationer, du kan medvetet arbeta för att de inte ska uppstå. På så vis ökar patientens välbefinnande och din arbetssituation blir betydligt mer hanterbar. Men det kräver att du tänker om och inser att tiden mellan ronderna, rapporterna och läkemedelsrundorna inte är transportsträckor utan den tid då du ska ägna dig åt den viktigaste delen av ditt arbete – omvårdnad.

Det förebyggande arbetet underlättas även av helhetsperspektivet. Att se hela människan innebär att även se dennes resurser. Att fokusera på det som fungerar och bygga vidare på det innebär att göra patienten delaktig i sin egen vård. Att patienten får uppleva att denne själv sitter inne på de avgörande resurserna kan stärka självkänslan, ge en känsla av kontroll och främja hopp.

Reflektera

⇒ Vad får dig att må bra? Erbjuds detta patienterna/brukarna på din arbetsplats? Varför/varför inte?

Lindra lidande

Ett sätt att beskriva och förstå vad det innebär att vara patient och leva med psykisk sjukdom är genom att prata om lidande. Som personal har du makt att lindra, bidra till men även skapa lidande hos de patienter du möter.

Möt lidandet

Lidande kan vara kopplat till sjukdom och ohälsa, men kan också vara en naturlig del av livet. Att drabbas av psykisk sjukdom kan innebära känslor av ensamhet, meningslöshet, utanförskap, maktlöshet, hopplöshet. En del lidande är ofrånkomligt och kan bara hanteras genom att försöka göra det begripligt och meningsfullt och acceptera att det är som det är för att kunna gå vidare. Som sjuksköterska kan du hjälpa och stötta patienten i detta. Det är lätt hänt att man som personal upplever en patients lidande som ohanterligt och skrämmande och därför dra sig undan och blundar för det. Genom att istället våga och orka ägna tid åt att vara med och lyssna på patienten kan du undvika att förstärka upplevelser av ensamhet och utanförskap, men också stötta och hjälpa patienten att se och sätta ord på lidandet, ge det en mening och acceptera det.

Att möta en människa i kris är att möta ett lidande. Patienter i psykiatrisk vård befinner sig ofta i någon form av kris. Som sjuksköterska kan du då välja mellan att fly eller stanna kvar. En vanlig flyktväg är att gömma sig i praktiska göromål – blodprov, läkemedel, telefonsamtal, rapporter och dokumentation som plötsligt blir mycket brådskande och prioriterade. Att stanna kvar innebär ofta att göra till synes ingenting – att sitta tyst, lyssna, hålla en hand. Att möta lidande innebär ofta att "vara" mer än att "göra", något som inte alltid är helt lätt i en vård som ofta värdesätter det synliga "görandet".

Undvik onödigt lidande

Det lidande som skapas av vården är alltid ett onödigt lidande. Genom vad du väljer att göra eller inte göra i mötet med en patient kan du skapa ett lidande hos patienten. Att inte bli sedd och bekräftad som människa skapar lidande. Att bli behandlad som en sak som ska hanteras eller ett problem som ska lösas skapar lidande. Att bli bemött som en anonym representant för en grupp (kroniker, borderlinetjejer) istället för som en unik individ skapar lidande. Psykiatrisk slutenvård innebär ofta åtgärder som går emot patientens vilja och kränker dennes självbestämmande och integritet – låsta dörrar, tvångsmedicinering, fast-spänning, isolering, extravak. Mycket av detta har du som sjuksköterska litet eller inget formellt inflytande över. Däremot har du all möjlighet att undvika att skapa mer lidande än vad åtgärderna i sig innebär, till exempel genom att i samband med en bältesläggning hålla kontakt med och förklara för patienten vad som händer och varför, eller att i samband med extravak prata med och intressera sig för patienten istället för att sitta tyst och läsa tidningen.

Reflektera
⇒ Håller du med om att allt lidande som vården skapar är onödigt?
⇒ Finns det rutiner eller attityder på din arbetsplats som ökar patienternas lidande, och i så fall varför?

Formulera mål utifrån individuella behov

Alice: Åt vilket håll ska jag gå?
Katten: Det beror på vart Du vill komma.
Alice: Det spelar ingen roll.
Katten: Då spelar det heller ingen roll åt vilket håll Du går.

Att ha ett mål med det du gör är en förutsättning för att du ska kunna välja rätt åtgärder och utvärdera om de hade önskad effekt. Om du har klart för dig att syftet med omvårdnad är hälsa och lindra lidande, om du har skaffat dig en uppfattning om vad detta innebär för den patient du har framför dig, då är det också möjligt att formulera mål som är relevanta utifrån patientens individuella behov.

Se till att målet svarar mot behovet

Bara för att vi nu säger att du ska fokusera på de känslomässiga behoven betyder det inte att de konkreta behoven är oviktiga. Områden som till exempel hygien, nutrition och elimination är lika viktiga inom psykiatrisk vård som inom kroppssjukvården. Patienter i psykiatrisk vård kan ha högst påtagliga behov av säkerhet, skydd och medicinsk behandling. Poängen är att inte nöja sig med att konstatera att patienten har behov av att duscha, äta och ta sin medicin, utan att hela tiden tänka ett steg längre – Varför duschar inte patienten? Varför vill patienten inte äta? Varför vill patienten inte ta sina mediciner? Det är när du ställer de frågorna som du kommer till de abstrakta och känslomässiga behoven. Här är det viktigt att inte glömma bort inifrånperspektivet och helhetssynen. Risken är annars stor att vi förklarar patientens beteende utifrån diagnos och symtom – Patienten vill inte duscha för att hon har vanföreställningar! Patienten vill inte äta för att hon är paranoid! Patienten vill inte ta mediciner för att hon är deprimerad och suicidal! Visst kan det vara så, och är det så är det inte oviktigt, men att bara konstatera det leder oss inte vidare i omvårdnadsarbetet. Det vi är ute efter ur ett omvårdnadsperspektiv är patientens upplevelse av sin situation – Är patienten rädd för att duscha! Litar inte patienten på att maten inte är förgiftad? Saknar patienten hopp om att någonsin må bättre? När vi har kommit så långt i tanken kan vi börja formulera mål som svarar mot patientens behov. Att patienten är rädd kan vi förstå som ett behov av trygghet och målet blir då att patienten ska känna sig trygg. Att patienten inte litar på att maten inte är förgiftad kan vi förstå som ett behov av tillit och målet blir då att patienten ska känna tillit. Att patienten saknar hopp om att må bättre kan vi förstå som ett behov av hopp och målet blir då ökat hopp.

Koppla konkreta behov till abstrakta behov

Att patienten har ett behov av trygghet utesluter inte att patienten har ett behov av att duscha, behov av tillit utesluter inte behov av mat och behov av hopp utesluter inte behov av mediciner. Att du formulerat mål utifrån de känslomässiga behoven utesluter inte att du även formulerar mål utifrån de konkreta behoven. Ofta kanske det är mer meningsfullt att använda de konkreta målen som delmål eller som ett mått på i vilken utsträckning de abstrakta målen nåtts. Att patienten börjar duscha tyder på att hon börjar känna sig tryggare, att hon äter maten tyder på att hon börjar känna tillit och att hon tar sina mediciner tyder på att hon börjar känna hopp. I andra lägen kan det vara befogat att prioritera de konkreta målen framför de abstrakta. Om patienten varken äter eller dricker och riskerar cirkulatorisk kollaps kan behovet av vätska väga tyngre än behovet av trygghet. Att ha beaktat både de konkreta och abstrakta behoven innebär en ovärderlig hjälp när vi ska bestämma oss för vilka åtgärder som vi ska vidta, men mer om detta i kommande kapitel.

Gör patienten delaktig

Att utgå från ett inifrånperspektiv och fokusera på känslomässiga behov ökar möjligheten att patienten blir delaktig i sin egen vård. Om inte patienten själv är med på tåget kommer ni att motarbeta varandra istället för att arbeta tillsammans mot målet. Delaktighet är alltså inte bara ett fint ord, det är en förutsättning för att åstadkomma förändringar. Det är förmodligen lättare att få en patient som är rädd för att duscha att gå med på att jobba mot målet ökad trygghet än målet duschning. Detta innebär att få en patient att duscha genom att inte fokusera på själva duschningen.

Reflektera
⇒   Vem och vad bestämmer målen för vården
      där du arbetar?
⇒   Vad avgör om ett mål är realistiskt, och vad
      avgör om ett mål är meningsfullt?

Sammanfattning

Ett omvårdnadsperspektiv innebär att du fokuserar på patientens upplevelse av hälsa. Som personal kan du arbeta förebyggande för att främja hälsa, du kan tillvarata resurser och du kan möta patientens lidande och undvika att skapa onödigt lidande. Genom att utgå från patientens individuella behov kan du formulera mål för omvårdnaden som syftar till att främja hälsa och lindra lidande.

Fall 3. Den taktila massagen

Fallbeskrivning

En ung kvinna med diagnosen instabil personlighetsstörning var inlagd på en psykiatrisk slutenvårdsavdelning. Hon vårdades enligt lagen om psykiatrisk tvångsvård och hade vid flera tillfällen blivit bälteslagd och tvångsmedicinerad på grund av kraftigt självdestruktivt beteende i samband med ångestanfall. Det självdestruktiva beteendet bestod i att dunka huvudet i väggen eller skära sig och det hade hänt att personal kommit till skada när de försökt hindra henne.

Kvinnan befann sig vid ett tillfälle inne på sitt rum tillsammans med extravak. En kvinnlig sjuksköterskestuderande som gjorde praktik på avdelningen hade tidigare under dagen kommit överens med kvinnan om att hon skulle ge henne taktil massage. När studenten tillsammans med sin handledare kommer in i rummet är kvinnan orolig och ångestfylld. Hon sitter i sängen, kroppen är spänd, hon blundar och andas allt häftigare medan extravaket talar lugnande till henne. Handledaren är beredd att larma efter mer personal eftersom han vet att kvinnan tidigare vid liknande situationer trots ångestdämpande medicinering och stöd med ångesthantering inte har gått att lugna och att det oftast slutat med bältesläggning.

Sjuksköterskestudenten går fram till kvinnan och frågar om det går bra att hon nu ger taktil massage som de tidigare kommit överens om. Kvinnan nickar till svar men fortsätter att blunda och hyperventilera. Sjuksköterskestudenten hjälper kvinnan att lägga sig till rätta i sängen. Samtidigt som hon i lugn ton förklarar för henne vad hon gör virar hon in hennes händer i varma handdukar. Efter ett tag tar hon bort handdukarna och smörjer in kvinnans händer med olja. Hon fortsätter därefter med att långsamt ge henne ytlig massage på först den ena handen och sedan den andra. Kvinnans andhämtning lugnar sig och hon slappnar av efter hand. Innan massagen är klar har hon somnat i sängen.

Reflektera
⇒ Hur tror du den unga kvinnans tidigare vårderfarenheter på-
  verkade hennes upplevelse av den aktuella situationen?
⇒ Vilka behov identifierade sjuksköterskestudenten?
⇒ Vilka omvårdnadsåtgärder vidtog sjuksköterskestudenten?
⇒ Vilka var målen för omvårdnadsinsatsen?
⇒ Hur kunde sjuksköterskestudenten utvärdera insatsen?

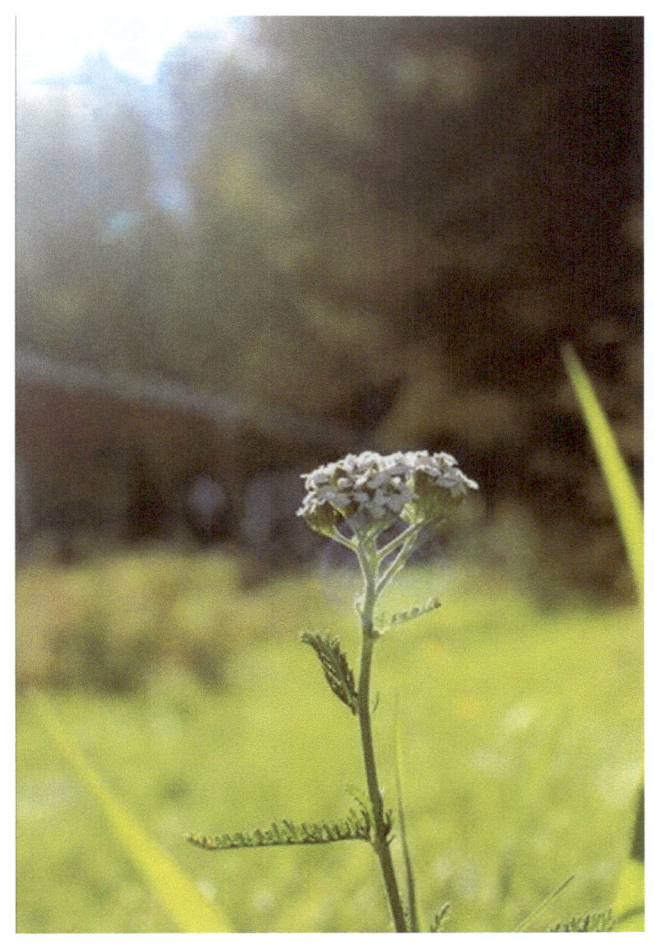

Reflektion

Studenten bedömde att kvinnan hade ett behov av avslappning och ångestlindring. Samtidigt såg hon ett behov av att tillvarata kvinnans värdighet och i förlängningen stärka hennes självkänsla och hopp genom att undvika tvångsåtgärder och istället välja en mer bekräftande åtgärd. Hennes lugna bemötande och hänvisning till deras tidigare överenskommelse gjorde det möjligt för kvinnan att acceptera och tillgodogöra sig massagen.

Behov	Mål	Åtgärd	Utvärdering
Hopp	Empowerment/ egenmakt	Taktil massage	Tar emot massage
Stärkt självkänsla	Känna värdighet		Slappnar av och somnar

Kapitel 4. Fokus på varandet

Ett omvårdnadsperspektiv innebär att du fokuserar på hur du är i mötet med patienten och vilken betydelse detta har för patientens välbefinnande. Detta hjälper dig att identifiera och möta individuella behov.

En omvårdnadsrelation bygger på tillit, är vårdande och professionell. Relationen mellan vårdare och patient kan vara både en förutsättning och ett medel, men aldrig ett självändamål i psykiatrisk omvårdnad. En tillitsfull relation är en förutsättning för att kunna identifiera individuella behov. En patient som inte känner något som helst förtroende för dig kommer sannolikt inte att känna sig trygg i att dela med sig av sina upplevelser och därmed begränsa dina möjligheter att betrakta patientens situation ur ett inifrånperspektiv. Men den tillitsfulla relationen är också ett verktyg i arbetet med att utifrån de individuella behoven främja hälsa och lindra lidande. Den professionella relationen skiljer sig från en vänskapsrelation just i att den inte är ett mål i sig. Att etablera en relation kan vara ett viktigt steg på vägen mot andra mål, eller ett mått på i vilken utsträckning andra mål har uppnåtts.

En del menar att relationen och därtill hörande vårdande handlingar utgör omvårdnadens värdegrund. Tanken är att det finns en etisk och moralisk aspekt i relationen som motiverar varför du som personal ska fokusera på den. Vi ifrågasätter inte detta men tror att det också är givande att betrakta relationen ur en effektivitets- och kvalitetsaspekt – Hjälper relationen dig att nå målet för omvårdnaden? Blir omvårdnaden bättre? Om du vill göra vården för patienterna så bra som möjligt genom att främja hälsa och lindra lidande krävs det helt enkelt att du satsar på att främja tillitsfulla relationer. Annars kan du inte identifiera patientens individuella behov, formulera relevanta mål, vidta de lämpligaste åtgärderna och utvärdera dessa.

Reflektera

⇒ Pratar man om relationer och deras betydelse på din arbetsplats?

Var professionell

Relationen mellan personal och patient är till sin natur ojämlik. Som personal har du alltid i någon mening ett maktövertag. Hur ogärna du än vill det är du alltid en del av sjukvårdsapparaten med allt vad det innebär av informationsövertag och tvångsmedel. Detta innebär att du alltid är den som har det största ansvaret för relationen, hur den utvecklas och vad som händer i den. En professionell relation kännetecknas inte av distans utan av närhet, tillit och ömsesidighet. Att ständigt vara den som tar emot utan möjlighet att få ge någonting tillbaka kan innebära en påfrestning och ett lidande för en patient. Därför är det inte fel som personal att visa att relationen med patienten i sin tur ger någonting tillbaka eller att låta patienten vara den som ger. I en professionell relation är det inte nödvändigtvis fel och ibland till och med rätt att bjuda på sig själv, begå misstag, gå utanför ramarna eller be patienten om hjälp.

Förmågan att främja relationer är inte något man har eller inte har. Även om alla har olika förutsättningar är förmågan att främja relationer en färdighet som du kan utveckla. Genom att ständigt reflektera över vad som händer i mötet med patienter kan du bli bättre på att utveckla och tillämpa ett individuellt bemötande som främjar tillitsfulla relationer. Därmed inte sagt att all personal passar lika bra ihop med alla patienter. Om utgångspunkten är att relationer är viktiga och att personalen har ett större ansvar än patienten för relationen, blir en logisk slutsats att patienten bör få välja bort viss personal. Vi förespråkar ett prestigelöst förhållningssätt där goda relationer ses som en tillgång som bör tillvaratas i omvårdnadsarbetet.

Reflektera
⇒   Vad betyder "professionalism" för dig?
⇒   Vad händer på din arbetsplats om en patient vill välja personal?

Främja tillitsfulla relationer

I varje åtgärd som du gör finns en möjlighet att främja eller motverka en tillitsfull relation mellan dig och patienten. Vad du säger, hur du säger det, vad du inte säger, vad du gör och inte gör, klädsel, kroppsspråk, mimik – allt kan påverka i vilken utsträckning patienten känner förtroende och tillit för dig. En vanlig föreställning är att samtalet är det viktigaste verktyget i relationsskapandet, men i stället är det nog tid, engagemang och tålamod som är grundstenarna. Viktigast är att finnas kvar hos patienten även när det går mindre bra och inte bara bekräfta "gott beteende".

En sadist är en masochist som tillämpar den gyllene regeln

Det finns en fara i att utgå från att alla vill bli bemötta som du vill bli bemött och det går inte heller att säga att ett visst bemötande eller vissa åtgärder alltid är relationsfrämjande. Det du bör eftersträva är istället ett individuellt bemötande. Hur du bäst främjar en tillitsfull relation till en individuell patient kan du alltså egentligen inte veta förrän du redan har en relation till och lärt känna patienten. Här handlar det alltså om att gradvis pröva sig fram och känna av vad som funkar. Det som gav framgång i mötet med en patient kan resultera i en kränkning i mötet med en annan. Humor kan till exempel vara en bra grund för en relation men leda till katastrof i en annan. Att se och bekräfta patienten anses viktigt och är det också i de flesta fall. Att hälsa och "se" patienten när man möts kan till exempel vara en bra vana, men alltför positiv respons kan också skapa prestationsångest och en känsla hos patienten att inte kunna leva upp till personalens förväntningar.

All din erfarenhet och kunskap om vad det är att vara människa, att vara sjuk och att vara patient kan vara till nytta för att främja relationer, men de kan också vara ett hinder. För att bemöta en patient individuellt är det en fördel om du är medveten om hur dina och patientens föreställningar om vad det innebär att vara till exempel man eller kvinna, kristen eller muslim, deprimerad eller manisk påverkar patientens upplevelse av sin situation och din egen tolkning av situationen. På så vis kan dina erfarenheter och din kunskap bli en tillgång i relationen, i identifieringen av individuella behov, formulerandet av mål och valet av åtgärder. Så länge du är omedveten om dessa föreställningar kommer de med största sannolikhet att utgöra ett hinder för god omvårdnad och goda relationer.

Det är viktigt att du har klart för dig om de åtgärder du vidtar i första hand syftar till att främja relationer eller till att möta specifika behov som du har identifierat. Det är till exempel meningsfullt att skilja mellan relationsskapande samtal och samtalet som en omvårdnadsåtgärd. I det relationsskapande samtalet är du mer förutsättningslös, lyssnar, ser och bekräftar patienten. I ett samtal som är en omvårdnadsåtgärd har du ett tydligt mål utifrån ett identifierat behov som till exempel att öka delaktighet, främja hopp eller skapa trygghet. Poängen här är inte att du alltid ska göra antingen det ena eller det andra. Det som är viktigt är istället att du själv har klart för dig varför du gör det du gör och vad du hoppas uppnå. På så vis kan du lägga tyngdpunkten på rätt saker i samtalssituationen och har även möjlighet att utvärdera om du nådde målet.

Reflektera

⇒   På vilket sätt använder du dig av dina egna erfarenheter i omvårdnadsarbetet?

Var närvarande

Visst finns det mål och mening med vår färd, men det är resan som gör mödan värd

En tillitsfull relation kan i sig ses som en omvårdnadsåtgärd. En relation kan innebära att patienten upplever gemenskap, samhörighet, ökad självkänsla, trygghet, bekräftelse. Detta kan uppnås genom att du i mötet med patienten är närvarande och engagerad. För att relationen ska bli mer än ett medel för att samla information eller uppnå följsamhet krävs att du är beredd att beröra och låta dig beröras känslomässigt i mötet.

Reflektera

⇒   Vilka känslor er det okej att blotta inför patienten/brukaren?

Identifiera och möt abstrakta behov

Relationen gör det möjligt att identifiera och möta patientens känslomässiga behov. Omvårdnad i psykiatrisk vård är inte något annat än omvårdnad inom annan vård, men en möjlig nyansskillnad är att tyngdpunkten i högre utsträckning ligger på patientens känslomässiga behov. Psykisk sjukdom och psykisk ohälsa påverkar ofta direkt patientens förmåga att känslomässigt hantera sin situation. En depression drabbar generellt sett patientens självbild och medför känslor av värdelöshet och självförakt på ett mer direkt sätt än vad till exempel ett brutet ben gör. Även den psykiatriska vårdens innehåll innebär ofta i sig känslomässiga påfrestningar som kanske inte är lika vanliga inom andra vårdområden, till exempel att bli vårdad mot sin vilja med medföljande känslor av kränkning och kontrollförlust. Attityder och fördomar om psykisk sjukdom kan innebära stigmatisering och upplevelser av utanförskap.

Reflektera
⇒ Hur stort fokus läggs det på abstrakta/ känslomässiga behov på din arbetsplats?

Sammanfattning

Ett omvårdnadsperspektiv innebär att du fokuserar på hur du är i mötet med patienten. Som personal bör du vara professionell, närvarande och främja relationer som bygger på tillit. Skapandet av en god relation förutsätter ett individuellt bemötande. En professionell relation kännetecknas av närhet, tillit och ömsesidighet. Relationen är en förutsättning för att du ska kunna identifiera individuella behov men kan också vara ett verktyg för att möta individuella behov. Den vårdande relationen är ett måste för ett långsiktigt effektivt omvårdnadsarbete av hög kvalitet.

Fall 4. Pusslet

Fallbeskrivning

En ung kvinna som man misstänkte debuterat i någon form av psykossjukdom kom med hjälp av polis för första gången till akutpsykiatrin. Personalen försökte få kontakt. De gick in till henne varje dag och försökte vara så vänliga dom kunde. De uppmuntrade och motiverade henne för att hon skulle komma ut men hon blev kvar på sitt rum. De försökte på alla sätt att få svar på sina frågor, men kvinnan förblev tyst.

Veckorna gick och ingenting förändrades. En dag kom en grupp sjuksköterskestudenter till avdelningen. Bland dem fanns en ung manlig student som såg situationen som en utmaning. Då han fick klart för sig att personalen provat både lock och pock och tjat, utan resultat, bestämde han sig för att bara vara med kvinnan på rummet utan att säga ett ord.

Han började med att gå in och fixa lite på rummet. Sen tog han med en tidning som han satt och bläddrade i. Till slut tog han in ett pussel som han började lägga på ett bord i rummet. När han kom tillbaka nästa dag såg han att kvinnan själv lagt några bitar. Han stannade kvar hos kvinnan och till slut lade de pusslet tillsammans. Fortfarande tilltalade aldrig studenten kvinnan mer än att han hälsade när han kom in.

Efter två veckor började kvinnan prata med studenten. Hon framförde en önskan om att få ta bussen hem för att kolla posten och hämta lite grejor. Trots att det egentligen var emot avdelningens regler fick studenten följa kvinnan hem. Under resan och i lägenheten pratade de om allt möjligt. Efter ytterligare några dagar på avdelningen kunde även annan personal få kontakt med kvinnan.

Reflektera
- ⇒ Hur tror du att den unga kvinnan upplevde personalens kontaktförsök?
- ⇒ Vilka behov identifierade sjukskötestudenten?
- ⇒ Vilka omvårdnadsåtgärder vidtog sjuksköterskestudenten?
- ⇒ Vilka var målen för omvårdnadsinsatsen?
- ⇒ Hur kunde sjuksköterskestudenten utvärdera omvårdnadsinatsen?

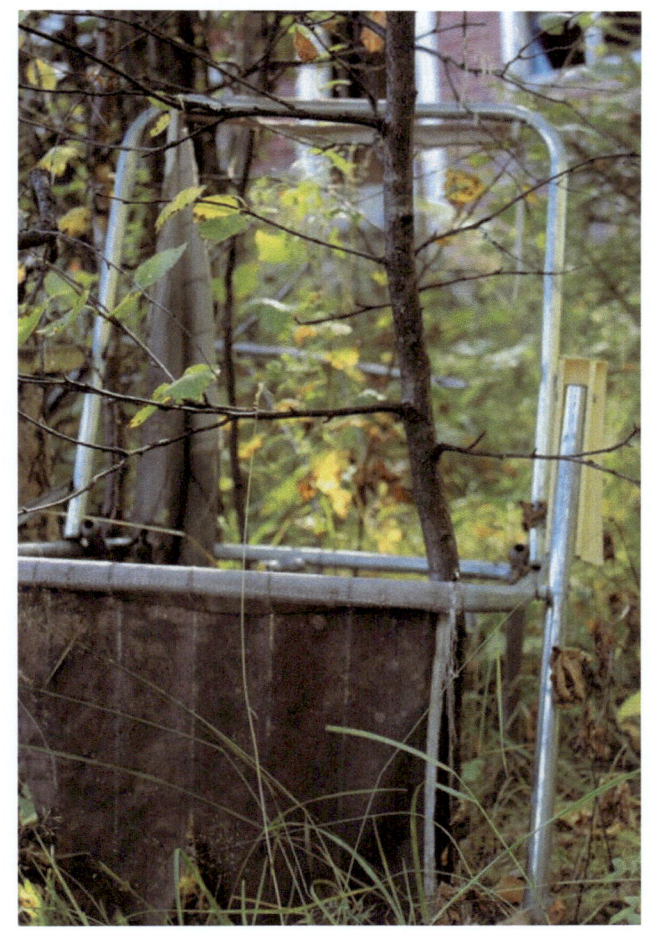

Reflektion

Studenten utgick från att kvinnan saknade tillit till personalen och förtroende för vården och därför inte var motiverad att öppna upp för kontakt. Genom att ge henne tid och närvaro försökte han visa att han var intresserad och genom att återkomma varje dag att han gick att lita på. Kanske blev pusslet ett sätt att låta kvinnan själv sätta villkoren för relationen och gradvis öppna upp, samtidigt som det skapade en ömsesidighet i relationen. Relationen gjorde det sedan möjligt för patienten att uttrycka önskemål och behov.

Behov	Mål	Åtgärd	Utvärdering
Motivation och hopp	Känner förtroende för personalen	Pussel	Tar kontakt med personal
Tillit till personalen			Deltar i aktivitet

Kapitel 5. Fokus på görandet

Ett omvårdnadsperspektiv innebär att du fokuserar på hur de åtgärder som vidtas står i relation till patientens upplevelse av sin situation och patientens upplevelse av hälsa. Detta hjälper dig att välja, genomföra och utvärdera åtgärder som svarar mot patienternas individuella behov.

För att få till god omvårdnad i praktiken räcker det inte med ett att betrakta världen ur ett omvårdnadsperspektiv och veta var du vill nå, du bör göra något också. Perspektivet måste kompletteras med en verktygslåda. Verktygslådan kan innehålla det mesta, ju större desto bättre, men en sak måste alltid finnas där – relationen.

Det mesta kan anpassas till och tillämpas i ett omvårdnadssammanhang. Så länge omvårdnadsglasögonen sitter på är det inga större problem att känna igen ett omvårdnadsverktyg när man stöter på det och stoppa ner det i lådan. Detta är inte samma sak som att allt du gör är omvårdnad, men du kan välja att anlägga ett omvårdnadsperspektiv på allt du gör. Till exempel är psykoterapeutisk behandling inte omvårdnad, men kunskaper och färdigheter inom detta område kan användas i och stödja omvårdnadsarbetet och i den meningen utgöra omvårdnadsverktyg.

Skaffa dig många verktyg

Om det enda verktyg du har är en hammare, kommer du bara att se spikar

Ju fler verktyg att tillgå är chansen större att vi faktiskt identifierar rätt behov från början och vidtar rätt åtgärd. Därmed inte sagt att läkemedel alltid är fel eller att bältesläggning inte kan vara nödvändigt. Men om de enda verktyg som finns att tillgå är läkemedel och tvångsåtgärder ligger det nära till hands att bara se behov av läkemedel och tvångsåtgärder. Om patienten är orolig – benso! Om patienten är mycket orolig – bältesläggning! Är patienten fortfarande orolig? Mer benso och längre bältesläggning! Och om patienten envisas med att fortsätta vara orolig bestämmer man sig antingen för att patienten är ett hopplöst fall eller att dennes besvär inte är av psykiatrisk natur.

En del åtgärder har en mätbar och direkt effekt på patientens mående. Fysisk aktivitet är till exempel effektivt för att påskynda tillfrisknande vid depression. Det betyder inte att promenader alltid är rätt åtgärd för alla patienter med depression. En patient kanske har svårt att gå, en annan känner sig otrygg utanför avdelningen och behöver sällskap, en tredje behöver i första hand vila och få i sig vätska och näring. Men om du har koll på hur patienten upplever sin situation, har identifierat patientens behov och formulerat mål för omvårdnaden, då har du också bra förutsättningar för att avgöra vad som är en bra åtgärd för och hur den åtgärden ska anpassas till just den patient som du råkar ha framför dig. Då är det bra att ha en uppsättning åtgärder att välja bland som du vet har positiva effekter för den grupp av patienter som den aktuella patienten tillhör, i det här fallet promenader för patienter med depression.

Andra åtgärder har en mer indirekt möjlighet att främja hälsa och lindra lidande. Återigen krävs att du har identifierat individuella behov och satt upp mål som hänger ihop med hälsa och lidande för att du ska kunna bedöma vilka åtgärder som kan vara aktuella. Det finns få eller inga vetenskapliga studier som mäter effekten av kortspel eller bakning på välbefinnandet hos patienter i psykiatrisk slutenvård. Däremot finns det exempelvis gott om forskning där patienter beskriver hur viktigt det är att känna sig delaktig och bekräftad. Kortspel och bakning kan vara lämpliga åtgärder för att öka känslan av delaktig och stärka självkänslan på samma sätt som fallen du tagit del av tidigare visar att införskaffandet av ett akvarium kan vara bra för ökad självständighet och aktivitet och ett fotbad kan ge ökad trygghet.

Reflektera
⇒   Hur omsätts ny kunskap och nya metoder i
        omvårdnadsarbetet på din arbetsplats?

Låna verktyg

Om en åtgärd är en omvårdnadsåtgärd eller inte beror på om du väljer att betrakta den ur ett omvårdnadsperspektiv och sätter in den i ett omvårdnadssammanhang. Du kan lära dig och använda dig av tekniker, metoder, förhållningssätt, åtgärder och handlingar som har sin grund i till exempel psykologi, psykoterapi, sjukgymnastik eller arbetsterapi. Det behöver inte betyda att du byter yrkestillhörighet eller att du inte längre sysslar med omvårdnad. Att du använder dig av motiverande samtal eller gör en kedjeanalys behöver inte betyda att du fuskar inom psykoterapi. Att du ger taktil massage behöver inte betyda att du gör något som hellre borde utföras av en sjukgymnast. Genom att placera in det du gör i ett omvårdnadssammanhang kan färdigheter som du hämtat från andra kunskapsområden bli värdefulla tillskott i din omvårdnadsverktygslåda. Det som avgör är alltså inte åtgärden i sig utan om du kopplar det du gör till patientens individuella behov med syftet att främja hälsa och lindra lidande.

Andra typer av åtgärder kan vara mer svårdefinierade. Kan det vara en omvård-nadsåtgärd att sätta en perifer venkateter, ge en intramuskulär injektion eller en ångestdämpande tablett? Oavsett hur man besvarar den frågan finns det ett stort värde i att betrakta även dessa åtgärder ur ett omvårdnadsperspektiv. Du får då hjälp att fundera över hur motiverade dessa åtgärder är och hur de bäst genomförs. Hur påverkar åtgärden och sättet den genomförs på patientens väl-befinnande? Finns det en risk att du förorsakar ett onödigt lidande? Hur på-verkar din relation till patienten möjligheten att genomföra åtgärden på ett bra sätt? Behöver jag vidta andra åtgärder först? Finns det alternativ som bättre till-fredsställer patientens behov? Omvårdnadsperspektivet hjälper dig att både ställa och besvara den här typen av frågor. Kanske den perifera venkatetern inte är nödvändig om du först sätter in vätskelista och tar reda på vilken dryck pati-enten föredrar. Kanske krävs det att du ägnar en stund åt att skapa tillit och trygghet innan du ger injektionen för att patienten ska acceptera den och kunna slappna av. Kanske ett samtal eller en promenad kan lindra ångesten lika bra som tabletten. Oavsett vilken typ av åtgärd det handlar om kan du tillämpa ditt omvårdnadsperspektiv och göra klart vad du tänker göra, varför du tänker göra just det och vad det är du hoppas uppnå.

Reflektera
⇒   Varifrån kommer verktygen i din verktygs-
     låda?

Strukturera omvårdnadsarbetet

För att få struktur på omvårdnadsarbetet underlättar det om du tänker dig det som en process med en början och ett slut. Början består då av patientens indi-viduella behov och slutet av mål som utgår från behoven och är relaterade till hälsa. Mellan början och slutet finns åtgärder som möter de individuella be-

47

hoven och främjar hälsa.

Att beskriva och förstå omvårdnad som en process gör det möjligt att planera, dokumentera och utvärdera omvårdnadsarbetet. Strukturen innebär alltså att du klargör vad du gör, varför du gör det och om det blev som du tänkt.

Reflektera

⇒ Finns det delar i omvårdnadsarbetet som inte kan ses som en strukturerad process?

Möt individuella behov

Omvårdnadsåtgärder är åtgärder som grundar sig i patientens individuella behov och syftar till att främja hälsa och lindra lidande. Skilj mellan vad patienten vill ha och vad patienten behöver. Att du utgår ifrån patientens egen upplevelse av sin situation betyder inte att det alltid är rätt att tillmötesgå patientens önskemål och krav. Att ge patienten det denne vill ha är inte alltid möjligt och inte alltid önskvärt. Om patienten känner ett behov av att skära sig i armarna eller ringa och mordhota landstingsrådet är det rimligen inte de behoven du ska tillmötesgå. Men genom att gå vidare och fundera över vilka abstrakta behov som ligger bakom de konkreta behoven kan du komma vidare. Patienten som vill skära sig i armarna kanske har ett behov av att bli sedd och bekräftad som människa eller av att lindra en outhärdlig ångest, och patienten som vill mordhota landstingsrådet kanske har ett behov av att känna sig respekterad och tagen på allvar. Att göra rätt är inte alltid att göra som patienten vill, men för att kunna göra något bra behöver du försöka förstå vad patienten vill.

Skilj mellan patientens mål och personalens mål. Precis som när det gällde att definiera behov är den första frågan när det gäller mål vem det är som ska definiera målet – patienten eller personalen? Men vad gör du då om du uppfattar patientens mål som helt orealistiska eller irrelevanta? Om till exempel det enda en patient som är öppet psykotisk och inte har duschat på tre veckor är intresserad av är att träffa en flickvän. För det första – vilka är vi att säga att detta inte är möjligt? För det andra – att vilja ha en flickvän är en alldeles utmärkt målsättning! Det innebär kanske inte att du ska börja ordna speed dating-sessioner i dagrummet på avdelningen. Däremot kan det långsiktiga målet "flickvän" utgöra en utgångspunkt och motivation för en mängd delmål som t.ex. att klara av personlig hygien, hantera läkemedel, känna igen tidiga tecken och så vidare.

Reflektera

⇒ Vilka fördelar skulle finnas med att vården
utformades helt utifrån patienternas/
brukarnas önskemål?

Sammanfattning

Ett omvårdnadsperspektiv innebär att du sätter det du gör i relation till patientens individuella behov. För att kunna möta patienters individuella behov bör du ha tillgång till många verktyg: handlingar, tekniker, metoder, åtgärder, interventioner och förhållningssätt. Olika verktyg kan betraktas ur ett omvårdnadsperspektiv och sättas in i och användas i ett omvårdnadssammanhang. Oavsett vad du gör bör du ur ett omvårdnadsperspektiv klargöra varför du gör just det och vad du hoppas uppnå och sedan utvärdera om det blev så. En struktur i form av ett processtänkande underlättar planering, utvärdering och dokumentation av omvårdnad.

Fall 5. Gitarren

Fallbeskrivning

En ung manlig patient vårdades inom rättspsykiatrin. Han isolerade sig och undvek kontakt med personal och medpatienter. En student som gjorde sin praktik på mannens avdelning hade försökt få kontakt med honom utan att lyckas. Studenten läste i mannens journal att han tidigare spelat många instrument och var mycket musikalisk.

Studenten hade tidigare tagit gitarrlektioner utan större framgång. Han tog med sig sin gitarr till avdelningen, satte sig i dagrummet en bit från mannen och började spela. Mannen visade tydligt intresse. Studenten bad lite ödmjukt om ursäkt om han tyckte det lät illa men sa att han tyckte det var roligt att spela. De fortsatte att prata om musik och kontakten blev bättre och bättre. Efter ett tag frågade studenten om mannen kunde hjälpa honom att bli bättre på att spela gitarr. Mannen blev mycket glad över att bli tillfrågad och tog på sig att undervisa studenten under den tid han hade kvar på praktiken. Innan studenten slutat sin praktik hade mannen själv återupptagit sitt spelande.

Reflektera

⇒ Hur tror du att den unge mannen upplevde sin tillvaro på avdelningen?

⇒ Vilka behov identifierade sjuksköterskestudenten?

⇒ Vilka omvårdnadsåtgärder vidtog sjuksköterskestudenten?

⇒ Vilka var målen för omvårdnadsinsatsen?

⇒ Hur kunde sjuksköterskestudenten utvärdera omvårdnadsinsatsen?

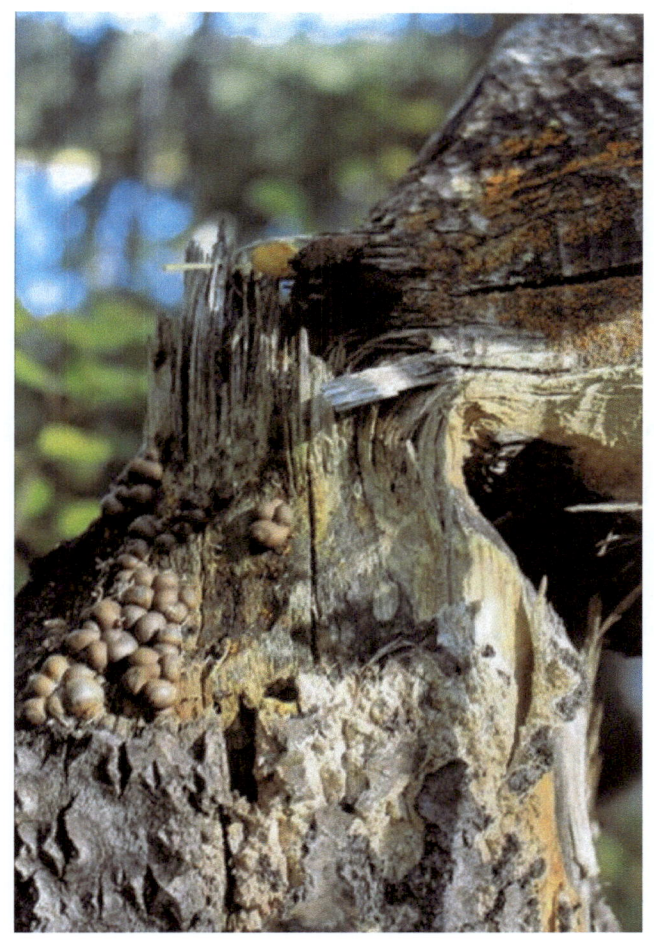

Reflektion

Studenten hittade ett gemensamt intresse som kunde utgöra en grund för en relation med mannen. Han skapade en möjlighet för patienten att själv ta kontakt på sina egna villkor. Relationen gjorde det möjligt för studenten att identifiera ett behov av stärkt självkänsla. Att be om gitarrlektioner tillvaratog mannens resurser och bidrog både till att främja relationen och till att stärka patientens självkänsla. Gitarren blev både en relationsskapande åtgärd och en omvårdnadsåtgärd.

Behov	Mål	Åtgärd	Utvärdering
Stärka självkänslan	Känna värde och mening	Gitarrlektioner	Spelar gitarr
Behov av delaktighet	Känna gemenskap		Tar kontakt och delar med sig av sin kunskap

Kapitel 6. Mer och bättre omvårdnad

Som sjuksköterska har du inte bara ett ansvar att utföra god omvårdnad, utan även att leda och utveckla omvårdnaden. Om du är medveten om omvårdnadsperspektivet och dess betydelse för psykiatrisk vård är det läge att gå vidare och skapa mer och bättre omvårdnad. Du vet vad som ska göras, varför det ska göras och hur du ska gå till väga. En hel del av detta visste du förmodligen redan. Vi tror som sagt inte att vi har presenterat någon revolutionerande ny sanning om omvårdnad, men förhoppningsvis har vi tydliggjort vad ett omvårdnadsperspektiv kan innebära.

Den viktigaste förändringen du kan göra, och kanske den enda möjliga, är att förändra hur du själv ser, tänker och gör i omvårdnadsarbetet. Men vad är det för mening med att försöka bedriva god omvårdnad när: det finns för få sängar/för få avdelningar/för många patienter/för sjuka patienter/fel patienter/för få läkare/ inkompetenta läkare/för få kollegor/inkompetenta kollegor/ öppenvården inte gör det de ska/primärvården inte gör det de ska/kommunen inte gör det de ska och så vidare? Det är möjligt att allt det där är sant. Förhoppningsvis inte allt och hela tiden, men visst är det så att det finns väldigt många faktorer som påverkar möjligheten att bedriva god omvårdnad. Frågan är: ska du ägna din kraft åt att ondgöra dig över sådant som du inte kan förändra (åtminstone inte på kort sikt), eller ska du ägna kraften åt att förändra det du faktiskt kan? Vi vet att många sjuksköterskor gör många bra saker varje dag. Frågan är varför inte fler sjuksköterskor gör bra saker oftare? I det här kapitlet presenterar vi några punkter som vi tror är viktiga för att åstadkomma förändringar i den psykiatriska vården.

Mer omvårdnad ger en bättre vård. Ingen av de olika delarna i omvårdnadsperspektivet är unikt för omvårdnad eller för sjuksköterskans arbete. Det som är unikt är helheten. Vi menar att alla delarna i någon mån måste finnas med för att vi ska kunna säga att vi pratar om ett omvårdnadsperspektiv: att samtidigt fokusera på människan, hälsa, relationer och åtgärder för att kunna se och möta individuella behov. Att detta perspektiv är unikt innebär också att något saknas i en vård där omvårdnadsperspektivet inte finns med. Det betyder inte att det inte går att bedriva vård utan omvårdnad. Tvärtom bedrivs det alldeles för mycket vård där omvårdnadsperspektivet saknas annat än hos enskilda individer. Vi tror inte att ett omvårdnadsperspektiv nödvändigtvis innebär en god vård, däremot tror vi att det blir mycket svårare att ge en dålig vård. I en vård som aktivt efterfrågar patienternas upplevelse av sjukdom och behandling är det mycket svårare att blunda för sina egna tillkortakommanden och göra något åt dem. I en vård som sätter ord på och lyfter fram patienternas individuella behov är det svårare att argumentera för att arbetet ska organiseras utifrån från personalens behov.

Reflektera
⇒ Tas din kompetens tillvara på din arbetsplats?

Exempel på förändringar

Som en del av det utvecklingsarbete som vi beskrev i det första kapitlet gjordes många förändringar. Det de hade gemensamt var att de synliggjorde omvårdnaden och gav möjlighet till diskussion och reflektion kring omvårdnadens innehåll. Omvårdnadsperspektivet medvetandegjordes och gavs mer utrymme i vården av patienterna på avdelningen.

Studiecirklar

Utvecklingsarbetet inleddes med att intresserad personal deltog i studiecirklar kring en bok om återhämtning från svåra psykiska problem. Boken baseras på intervjuer med personer som har återhämtat sig och belyser vilka faktorer som varit betydelsefulla i återhämtningsprocessen. Hoppets och relationernas betydelse lyfts fram som avgörande.

Grupperna bestod av 6-8 sjuksköterskor och skötare som träffades på arbetstid varannan vecka, två timmar åt gången. Inför varje träff hade deltagarna läst ett kapitel i boken. Första gruppträffen inleddes med att alla deltagare fick ta upp något som de läst och reagerat på i det aktuella kapitlet. Gruppen diskuterade sedan hur man skulle kunna omsätta och testa detta i arbetet på avdelningen. Vid nästa träff följdes detta upp genom att deltagarna berättade om och reflekterade kring sina erfarenheter.

Genom att läsa och reflektera tillsammans kan man tillföra ny kunskap och lyfta upp och ompröva värderingar, attityder och förhållningssätt.

Teamvård med kontinuitetsschema

Införandet av teamvård på avdelningen innebar att ett team bestående av sjuksköterska och skötare ansvarade för ett begränsat antal patienter under sitt arbetspass. Teamvården ersatte ett system med kontaktmannaskap. Kontinuitetsschemat innebar att de arbetade dagtid under två veckor för att få möjlighet att följa samma patienter under en längre tid. En sjuksköterska var omvårdnadsansvarig och hade tillsammans med två skötare ansvar för cirka sex patienter. Avdelningen delades upp i två "sidor". Teamen rondade endast "sina" patienter och muntlig rapport gavs bara om de patienter som fanns på respektive sida. Schemat var uppbyggt utifrån principen att samma team arbetade dagtid under två veckor för att kunna bedöma, följa upp och utvärdera åtgärder.

Omvårdnadsarbetet bör organiseras så att kontinuitet främjas, personalens kompetens nyttjas, tid frigörs för patientnära arbete, en helhetssyn möjliggörs och patienternas individuella behov tillgodoses.

Utvecklingsturer

Införandet av utvecklingsturer innebar att sjuksköterskorna på avdelningen fick avsätta en dag var femte vecka för utvecklingsarbete, förbättringsarbete, kompetensutveckling, hospitering.

Schemalagda utvecklingsturer infördes där sjuksköterskorna hade möjlighet att fördjupa sig inom olika områden utifrån behov, söka stöd för olika åtgärder och göra studiebesök. Det fanns ett uttalat krav på återkoppling skriftligt och eventuellt muntligt till övrig personal. Mindre projekt startades upp av enskilda eller mindre grupper, vid behov under handledning, för att söka evidens inom olika områden och föra in nya omvårdnadsåtgärder eller metoder.

De metoder och förhållningssätt som tillämpas i omvårdnadsarbetet ska vara evidensbaserade. Genom att avsätta tid markeras att det är viktigt och värdesätts att personalen tar del av och sprider ny kunskap, utvecklar och förbättrar vården och samverkar med vårdgrannar.

Omvårdnadskonferenser

På avdelningen infördes omvårdnadskonferenser vilket innebar att ett team eller vårdlag gemensamt och ibland med handledning diskuterade patienter med svårare omvårdnadsbehov.

Varje team hade omvårdnadskonferens 45 minuter en gång i veckan. Teamet valde ut en patient som man upplevde hade svåra och komplexa omvårdnadsbehov. En person i teamet ansvarade för att ha förberett sig genom att uppdatera sig om patientens situation och eventuella önskemål. Vid behov bjöds extern personal med specialkompetens (t.ex. DBT) in för omvårdnadshandledning. Omvårdnadskonferenserna följde i princip Psyk-VIPS modellen vilket uppmuntrade ett processtänkande. Under konferensen gick patientens psykiatriska och somatiska status, resurser och behov igenom. Aktuella behov definierades och prioriterades. Åtgärder och mål formulerades där patientens resurser tillvaratogs. Varje konferens avslutades med en tydlig dokumentation och ansvarfördelning för genomförande av åtgärder och uppföljning av mål.

Omvårdnadskonferenserna bidrog till att omvårdnadsarbetet synliggjordes och värderades. Strukturerad reflektion uppmuntrar till att arbeta evidensbaserat och att hitta omvårdnadsstrategier som utgår från och fokuserar på patienternas individuella behov.

Omvårdnadsvak

Omvårdnadspersonalen gavs mandat att ordinera extravak utifrån omvårdnadsbehov. Omvårdnadsvak innebär att personal ständigt är hos en patient på grund av till exempel oro, uppvarvning, fallrisk eller behov av bekräftelse och ordineras av sjuksköterska. Dessa "omvårdnadsvak" gavs samma status som traditionellt extravak ordinerat av läkare när det gällde prioritet och möjligheten att ta in extrapersonal. För att hålla hög kvalitet bestämdes att ett minimum av personal med god relation till patienten skulle rotera på vaken, till skillnad mot det tidigare tillämpade rättvisetänket där alla skulle sitta lika mycket. Tonvikt lades vid att personalen som satt vak skulle arbeta aktivt utifrån patienternas individuella behov, och även dokumentera observationer och omvårdnadsinsatser.

Genom att utgå från ett patientperspektiv, arbeta förebyggande och ägna tid och engagemang åt de patienter som har störst omvårdnadsbehov minskar lidande och vårdtider förkortas. Då personalresurser fokuseras till patienter med stora omvårdnadsbehov frigörs även resurser till övriga patienter. Genom att synliggöra och tydliggöra arbetsuppgifter höjs uppgiftens status och arbetstillfredsställelsen ökar vilket leder till en högre kvalitet i utförandet.

Taktil massage

På avdelningen arbetade nyutbildade sjuksköterskor som i sin grundutbildning fått lära sig taktil massage. Sjuksköterskorna uppmuntrades att erbjuda patienterna detta. Taktil massage innebär att patienter får mjuk hudmassage på händer, fötter eller rygg och används som omvårdnadsåtgärd vid olika orostillstånd och sömnsvårigheter. Massagen visade sig ha god effekt på svåra tillstånd som normalt föranlett bältesläggning och tvångsmedicinering och inspirerade personalen till att tillämpa omvårdnadsåtgärder i första hand.

Genom att erbjuda alternativ och komplement till vid behovs-läkemedel och tvångsåtgärder främjas patientens självbestämmande, delaktighet, hopp och självkänsla stärks. Relationen och tilliten mellan vårdare och patient kan främjas vilket i sin tur bidrar till återhämtning. Genom att personalen har möjlighet att använda konkreta och effektiva verktyg i omvårdnadsarbetet stärks tilltron till den egna kompetensen.

Fysiska och kreativa aktiviteter

I syfte att uppmuntra all from av aktivitet i samvaro med personal bildade personalen på avdelningen två arbetsgrupper, en med inriktning på fysisk aktivitet och en med inriktning på kreativa aktiviteter. "Fysgruppen" ordnade tillgång till pingisbord och tennisplan samt utrustning för detta. Stor vikt lades vid att gå på promenader med patienter. "Kreativa gruppen" införskaffade spel, färger, lera m.m. och personalen uppmuntrades att erbjuda patienterna möjlighet till olika aktiveter utifrån intresse och behov. En tydligt uttalad ambition var att förebygga och hitta alternativ till tvångsåtgärder, få mer personal ute bland patienterna och stimulera aktivt relationsskapande.

Fysisk aktivitet kan påskynda återhämtningsprocessen vid psykisk sjukdom och främjar hälsa. Genom att erbjuda inneliggande patienter meningsfulla aktiviteter kan personalen stimulera social samvaro, stärka resurser och flytta fokus från sjukdom och symtom. Personal som ägnar tid åt samvaro med patienterna kan bygga tillitsfulla relationer och stärka patientens självkänsla, hopp, trygghet.

Reflektera
⇒ Vilka förändringar skulle du vilja genomföra på din arbetsplats?

Medvetandegör och synliggör perspektivet

För att göra mer och bättre omvårdnad tror vi att det är viktigt att medvetande-göra och synliggöra omvårdnadsperspektivet genom att också prata, skriva och läsa omvårdnad. För att det ska bli mer och bättre omvårdnad tror vi också att du som sjuksköterska måste ta ansvar för att leda och utveckla omvårdnaden och känna stolthet i rollen som omvårdnadsexpert.

Prata omvårdnad

Du kan bidra till att omvårdnadsperspektivet synliggörs och får genomslag ge-nom att på rapporter och ronder fokusera på människor, hälsa, relationer och omvårdnadsåtgärder. Om du tror att omvårdnad är viktigt är det aldrig accepta-belt att lämna en rond med anteckningen "avvaktar medicinsk effekt" som enda åtgärd. Diagnoser och symtom kan vara viktig information på en rapport men ger liten eller ingen vägledning för omvårdnadsarbetet. Om det är god omvård-nad du vill leverera på ditt arbetspass behöver detta också vara det som diskute-ras på rapporten – vilka individuella behov patienterna har och hur de bäst möts.

Att avsätta tid för diskussion och reflektion ur ett omvårdnadsperspektiv är både ett sätt att medvetandegöra omvårdnadsperspektivet och ett sätt att mar-kera att omvårdnaden är viktig och prioriterad. Ett sätt att göra detta är som exemplet ovan i form av omvårdnadskonferenser. Ett annat sätt är genom om-vårdnadshandledning. Att du reflekterar, enskilt och tillsammans med andra, och sätter ord på dina erfarenheter är en förutsättning för att synliggöra, pröva och sprida kunskap om omvårdnad.

Skriv omvårdnad

Att dokumentera omvårdnad kan vara enkelt men är inte alltid lätt. Olika doku-mentationssystem kan främja eller motverka ett omvårdnadsperspektiv och ett processtänk. Vår erfarenhet är att dokumentationssystem sällan är uppbyggda för att stödja och underlätta ett strukturerat omvårdnadsarbete. Att dokumen-tera det du gör är ett sätt att synliggöra det och göra det möjligt för andra att bygga vidare på dina erfarenheter. Om du vet vad du gjort, varför du gjort det och vad resultatet blev så vet du också vad det är du ska dokumentera. Har du omvårdnadsperspektivet klart för dig så har du också klart för dig vad fokus bör vara i omvårdnadsdokumentationen. Om du arbetar med ett system som i sig saknar ett omvårdnadsperspektiv har vi två förslag. Det första är att fokusera på en struktur och ett innehåll som främjar god omvårdnad hellre än att anpassa omvårdnadsdokumentationen till ett system som osynliggör eller obegripliggör omvårdnaden. Det andra är att argumentera för att dokumentationssystemet anpassas efter professionens och i förlängningen patienternas behov.

Läs omvårdnad

God omvårdnad måste bygga på mer än sunt förnuft eftersom vad som anses vara sunt och förnuftigt skiljer sig åt beroende på vem man frågar. En del verktyg är helt enkelt skarpare än andra. En god vård är kunskapsbaserad.

Den viktigaste kunskapen om omvårdnad i psykiatrisk vård finns hos de som möter den psykiatriska vården dagligen: omvårdnadspersonal, patienter och närstående. Mycket av den omvårdnadsforskning som bedrivs handlar om att systematiskt samla in, sammanställa och kritiskt reflektera över dessa erfarenheter. På så vis kan erfarenheter och kunskap som annars hade stannat hos enskilda individer bli synliggjorda, granskade och spridas till fler.

Det finns också omvårdnadsforskare som ägnar sig åt att studera effekten av olika åtgärder i olika sammanhang. På samma sätt som läkaren har en uppenbar nytta i sitt beslutsfattande av forskning om effekten av olika läkemedel har du som sjuksköterska nytta av forskning om effekten av olika omvårdnadsinterventioner. Tänk dig en läkare som väljer att behandla en medicinsk åkomma genom att slumpmässigt välja ett preparat i FASS alternativt väljer ett och samma preparat oavsett åkomma. Tanken är skrämmande. Lika skrämmande borde tanken på en sjuksköterska med samma tillvägagångssätt vara. Oavsett vilken åtgärd vi pratar om; stödjande samtal, promenader, aktivitetsschema, begränsning, verklighetsanpassning eller taktil massage, kan vi förstås aldrig säga att en viss åtgärd är rätt för en viss patient i en viss situation bara för att åtgärden visat sig bra för många andra patienter i liknande situationer. Denna begränsning är inte unik för omvårdnaden. Att betablockerare har bevisad effekt vid högt blodtryck betyder inte att alla patienter med högt blodtryck ska ha betablockerare. Det krävs fortfarande en klinisk bedömning som väger ihop forskningsresultat, den aktuella situationen och den individuella patienten och dennes önskemål.

Du kan alltså inte läsa dig till i omvårdnadsforskningen vad du ska göra i just den situation du råkar befinna dig i. Omvårdnaden kan inte reduceras till ett recept. Men du kan få en fingervisning om var du ska börja. Du kan få en grund att stå på. Du kan få hjälp att tänka. Du kan få hjälp att prioritera. Du kan få en förståelse för vilka möjligheter som finns. Sist men inte minst kan du få argument för varför det behövs mer resurser i form av tid, personal och lokaler för att kunna göra saker som visat sig ha betydelse för patienter i psykiatrisk vård.

Hur mycket du ser med hjälp av dina omvårdnadsperspektiv beror på vad du tittar efter. Mycket omvårdnadsforskning ägnar sig åt att ta reda på, beskriva och förstå människors upplevelse av att leva med psykisk sjukdom och av att vårdas inom psykiatrin. Som i exemplen ovan är studiecirklar ett sätt att ta till sig och sprida forskningsresultat. Utvecklingsturer där sjuksköterskor ges tid att söka och delge arbetskamrater ny kunskap är ett annat. Om du är intresserad av att ta reda på vilka behov en patient kan tänkas ha, och vilka åtgärder och mål som kan vara lämpliga, är det förstås en stor hjälp att ta del av erfarenheter av andra människor i liknande situationer. På så sätt kan du titta efter och känna igen sådant som du annars kanske varit blind för.

Reflektera
⇒ Finns det forum för att diskutera omvårdnad på din arbetsplats?

Ta ansvar

Behövs sjuksköterskor i psykiatrisk vård och i så fall varför? På den första frågan svarar vi "ja" och på den andra svarar vi "för att patienterna behöver god omvårdnad". Sjuksköterskor behövs i psykiatrisk vård i egenskap av omvårdnadsexperter som utför, leder och utvecklar omvårdnad. Detta förutsätter att sjuksköterskor faktiskt tar sig an rollen som omvårdnadsexpert och tar ansvar för omvårdnaden, men även att de ges utrymme och möjlighet för detta. För att detta ska vara möjligt krävs att sjuksköterskor förstår och kan argumentera för omvårdnadens betydelse i psykiatrisk vård, men också att de förstår och kan argumentera för just sjuksköterskans unika förutsättningar att utföra, leda och utveckla omvårdnad.

"... [psykiatrin] förhåller sig till kirurgin som ett pojklag till Champions league. I den senare tar alla spelare ansvar för sin kant. Inom psykiatrin springer alla efter bollen samtidigt."

Per Lindqvist

Omvårdnad och medicinsk vetenskap är olika men delvis överlappande kunskapsområden. Sjuksköterskor och läkare har olika kompetens och expertis. Den ena är inte bättre eller viktigare än den andra. För en del patienter är en diagnos och en tablett det de vill ha och behöver. För andra patienter är en människa som lyssnar, bekräftar och förmedlar trygghet och hopp lösningen. De flesta patienter vi möter i psykiatrisk slutenvård behöver bägge delarna. Sjuksköterskor är i högsta grad inblandade i och har kompetens inom diagnostik och behandling. De flesta läkare har kunskap om och ser som en viktig del i sitt arbete att främja hälsa och lindra lidande. Många läkare ser psykiatri lika mycket som ett humanistiskt som ett naturvetenskapligt område. Sjuksköterskor behöver kunskap om sjukdomar för att kunna se och möta individuella behov. Skillnaden ligger i vad vi väljer att fokusera på. Omvårdnad börjar och slutar i patientens upplevelse medan medicin börjar och slutar i sjukdomen. Om vi förmår respektera och acceptera olikheterna i kompetens och roll så kan vi komplettera varandra. Samma gäller i relation till psykologer, kuratorer, sjukgymnaster, arbetsterapeuter med flera.

God omvårdnad är en förutsättning för god vård, oavsett om patienten lider av kroppslig eller psykisk ohälsa. För att åstadkomma god omvårdnad krävs det omvårdnadspersonal som tänker och gör omvårdnad, sjuksköterskor som leder och utvecklar omvårdnad, enhetschefer som värdesätter och uppmuntrar omvårdnad och läkare som förstår och ger utrymme för omvårdnad. Men viktigast av allt är att omvårdnadspersonalen förmår sätta ord på, kritiskt reflektera över och argumentera för omvårdnadens och sin egen betydelse i psykiatrisk vård. Att vara klar över vad ett omvårdnadsperspektiv är och tillämpa detta i vården är grunden för detta.

Reflektera

⇒ Ser du dig själv som omvårdnadsexpert? Varför/varför inte?

⇒ Hur kan du bidra till omvårdnadsutveckling på din arbetsplats?

Sammanfattning

Ett omvårdnadsperspektiv bidrar till en bättre vård genom att patienternas individuella behov ses och möts. För att omvårdnadsperspektivet ska ges plats i vården behöver det medvetandegöras och synliggöras. Genom att prata omvårdnad, skriva omvårdnad och läsa omvårdnad kan du bidra till detta. Som sjuksköterska i psykiatrisk vård bör du vara stolt över att du är omvårdnadsexpert och ta ansvar för omvårdnadens ledning och utveckling.

Läs mer

För teoretisk fördjupning, kritik och vidareutveckling av de tankegångar som introduceras i denna bok hänvisas till författarnas respektive avhandlingar.:

Gabrielsson, S. (2015). A moral endeavour in a demoralizing context: psychiatric inpatient care from the perspective of professional caregivers. Doktorsavhandling. Luleå tekniska universitet.

http://ltu.diva-portal.org/smash/get/diva2:990671/FULLTEXT02.pdf

Looi, G.M.E. (2015). Omvårdnad som reflekterande praktik: att se och använda alternativ till tvång i psykiatrisk vård. Doktorsavhandling. Luleå tekniska universitet.

http://ltu.diva-portal.org/smash/get/diva2:991363/FULLTEXT01.pdf